经络养生集大成之作

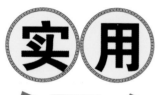实用
经络穴位
速查图典

【 臧俊岐 / 主编 】

新疆人民出版总社
新疆人民卫生出版社

图书在版编目（CIP）数据

实用经络穴位速查图典 /臧俊岐主编.—乌鲁木齐：
新疆人民卫生出版社，2015.6
ISBN 978-7-5372-6263-7

Ⅰ.①实…Ⅱ.①臧…Ⅲ.①经络－图解②穴位－图
解Ⅳ.①R224.4

中国版本图书馆CIP数据核字（2015）第125117号

实用经络穴位速查图典

SHIYONG JINGLUO XUEWEI SUCHA TUDIAN

出版发行	新疆人民出版總社 新疆人民卫生出版社
策划编辑	卓　灵
责任编辑	吴秋燕
版式设计	陈　萍
封面设计	郑欣媚
地　　址	新疆乌鲁木齐市龙泉街196号
电　　话	0991-2824446
邮　　编	830004
网　　址	http://www.xjpsp.com
印　　刷	深圳市雅佳图印刷有限公司
经　　销	全国新华书店
开　　本	173毫米×243毫米　16开
印　　张	15
字　　数	200千字
版　　次	2015年9月第1版
印　　次	2015年9月第1次印刷
定　　价	29.80元

养足先天之本，开启人生健康大运

人体的经络像是生命的大河，河中流淌着的水就是经气和血，在人的身体中川流不息地运行。实际上，经络"内连五脏六腑，外连筋骨皮毛"，纵横交错地令人体形成了一个有机的整体，人体当中的气血精微全都于经络当中运行。经络就像是人体内的水路，从大河到小溪，分布于身体不同的位置，所有的脏腑和器官都通过它相互联系。平时我们一定要保持这些道路的通畅，只有这样才能保证机体的健康。

从古至今，人们也一直把经络当作养生的首选。由于经络是与人体脏腑相关联的，当经络受到外来侵扰时，就会通过它的传导作用，传导至脏腑，从而使脏腑功能失调，出现生病的状况。所以我们知道了一切疾病产生的根本原因都与人体经络失控有关，所以人体的一切疾病都可以叫做"经络病"，而通过刺激经络，使其发挥潜能，通过它的调控和修复，使人体重返健康状态，我们称之为"经络治"。人体的经络就是生命的保护神，探索经络、解密经络，就是开发人体最重要的健康宝库。

经络的作用不仅可以治"已病"，而且还能治"未病之病"，也就是疾病在未形成之时，通过刺激经络能达到"防患于未然"的效果。此种作用，我们称之为"经络防"。

刺激经络，我们通常是刺激它上面的穴位来达到效果。经络与人体脏腑的关系密切，脏腑上的病变，通过经络的传导作用最终都会在穴位上得以反应，比如按压某处感觉到痛、酸或麻时，说明身体状况正处于亚健康与生病之间，如果放置不管，人就会生病；如果合理地刺激某些穴位，人体的亚健康状况也就很快得以恢复。之所以穴位有如此作用，主要是刺激使得经络的气血得以疏通，气血通畅人体就有充足的能量，从而促使身体的调节机制发挥功能，改善原先的不平衡状态。

根据腧穴分布的特点，可以分为经穴（包括十二经脉、任脉和督脉上的穴位）、奇穴（经外奇穴）和阿是穴。经穴是人体腧穴的主要组成部分，它有明确的归经、名称和部位；奇穴有固定的位置和名称，但不归属于十四经之腧穴；阿是穴无固定的名称和位置，亦无归经，以压痛点或病变部位的反应点作为刺激部位的腧穴。

综上所述，我们可以说穴位是人体的天然药库。明白了这个道理，当你出现小病小痛后，只要找准相关穴位揉揉按按或进行其他刺激（包括艾灸、刮痧、拔罐等）就能达到理想效果。

疾病类型
通过手指比量，或体表标志等方法，教大家快速准备找到需要的穴位。

穴位治病
讲述了治疗疾病所选用的穴位，以及此穴对治疗该病的功效作用。

视频教学
扫一扫二维码，跟着专家学疾病对症中医理疗法。

呼吸系统疾病

 POINT ● 呼吸系统疾病是一种常见病、多发病，主要病变在气管、支气管、肺部及胸腔，病变轻者多咳嗽、胸痛、呼吸受影响，重者呼吸困难、缺氧，甚至呼吸衰竭而致死。

感冒
感冒，中医称"伤风"，是一种由多种病毒引起的呼吸道常见病。感冒一般分为风寒感冒和风热感冒。风寒感冒通常表现为：起病急，发热轻，恶寒重，头痛，周身酸痛，无汗，流清涕，咳嗽吐清痰等。风热感冒主要症状为：发热重，恶寒轻，流鼻涕，咳吐黄痰，口渴，咽痛，大便干，小便黄，扁桃体肿大等。

● 穴位治病原理
治疗感冒的特效穴位有风池、攒竹、迎香、合谷、风府、大椎六个穴位。风池可提神醒脑，对外感风寒有较好效果；攒竹可祛风通络；迎香能散风清热、宣通鼻窍；合谷有镇静止痛、通经活络、清热解表的作用；风府可疏散解表、祛风解表；大椎是督脉与十二正经中所有阳经的交会点，总督一身之阳，有清热解表、补虚治劳等作用。六穴配伍，疗效更佳。

● 按摩方法

操作位置	取穴定位	按摩方法
风池	位于项部，当枕骨之下，与风府相平，胸锁乳突肌与斜方肌上端之间的凹陷处。	将拇指和食指、中指相对成钳形拿提风池穴30次，再以拇指按揉风池穴30次，病情重者力度稍重，病情轻者力度宜轻。
迎香	位于面部，当鼻头陷中，眶上切迹。	食指向上，用食指第二关节点按攒竹150次，以重刺激手法操作。
迎香	位于鼻翼外缘中点旁，当鼻唇沟中。	用食指指腹点按迎香穴100次，以重刺激手法操作。
合谷	位于手背，第一、二掌骨间，当第二掌骨桡侧的中点处。	将拇指和食指两指相对置于合谷穴上，用拍法拍按合谷穴5~7次。
风府	位于项部，当后发际正中直上1，枕外隆凸直下，两侧斜方肌之间的凹陷中。	将食指与中指并拢按在风府穴上，环形揉按3分钟。
大椎	位于后正中线上，第七颈椎棘突下凹陷中。	将食指、中指指腹置于大椎穴上，用力按揉1~2分钟。

咳嗽
咳嗽是呼吸系统疾病的主要症状，中医认为咳嗽是因外感六淫影响于肺所致的有声有痰之症。咳嗽的原因有上呼吸道感染、支气管炎、肺炎、喉炎等。咳嗽的主要症状为：痰多色稀白或痰色黄稠，量少，咳闻有痰声，似水苗哮喘声音，易咳出，喉痒欲咳等。在治疗的同时，通过刺激穴位也可以缓解或治疗咳嗽。

● 穴位治病原理
治疗咳嗽的特效穴位有大椎、肺俞、云门、膻中、尺泽、太渊六个穴位。大椎有清热解表、补虚治劳作用；肺俞具有宣肺、平喘、理气的作用，可防治肺功能失调所引起的病症；云门有清肺理气的作用；膻中可宽胸理气、止咳平喘；尺泽有清肺宣气、肃火降逆的作用；太渊可调理肺气、通调血脉。六穴配伍，疗效更佳。

● 按摩方法

操作位置	取穴定位	按摩方法
大椎	位于后正中线上，第七颈椎棘突下凹陷中。	将中指指腹置于大椎穴上，用力按揉1~2分钟。
肺俞	位于背部，当第三胸椎棘突下，旁开1.5寸。	将食指叠于中指，手指前端放于肺俞穴上，环形按揉3分钟。
云门	位于胸前壁的外上方，肩胛骨喙突上方，锁骨下窝凹陷处，距前正中线6寸。	食指、中指、无名指聚并，放于云门穴上揉按，以肩部酸胀为宜。
膻中	位于胸部，当前正中线上，平第四肋间，两乳头连线的中点。	将食指、中指、无名指并拢，三指指腹放于膻中穴上，按揉3分钟。
尺泽	位于肘横纹中，肱二头肌腱桡侧凹陷处。	将拇指指腹放在尺泽穴上，适当用力揉按1分钟，以有酸胀感为宜。
太渊	位于腕掌侧横纹桡侧，桡动脉搏动处。	用手指指尖垂直轻轻拍按太渊穴，以有酸胀感为佳，拍按1~3分钟。

哮喘
哮喘是一种常见的气道慢性炎症性疾病，主要特征是多变和复发的症状，可逆性气流阻塞和气管痉挛，常常表现为喘息、气促、咳嗽、胸闷等症状突然发生，或原有症状急剧加重，常有呼吸困难症状，以呼气量降低为其发病特征。这些症状经常在患者接触烟雾、香水、油漆、灰尘、宠物、花粉等刺激性气体或变应原之后发作，夜间和（或）清晨症状也容易发生或加剧，由接触刺激物或呼吸道感染所诱发。

操作位置
提供治疗疾病的有效穴位。

穴位定位
提供穴位的具体位置信息，帮助你快速找到需要的穴位。

按摩方法
提供不同疾病、不同穴位的按摩手法，提高理疗功效。

疾病简介
简单介绍疾病的概念、病因、病症表现等信息。

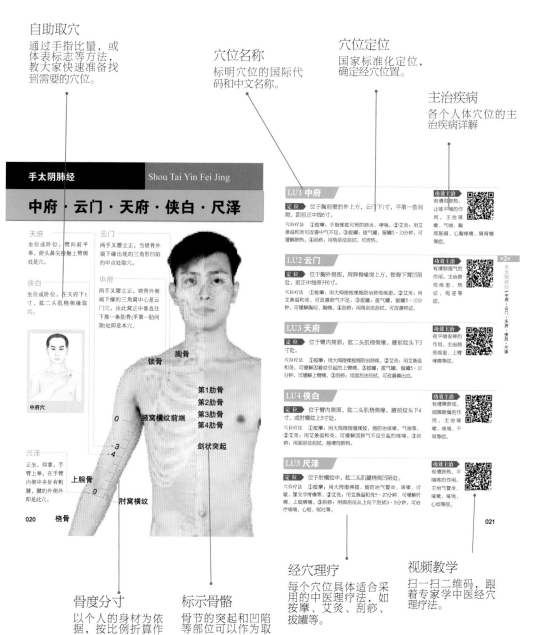

自助取穴
通过手指比量，或体表标志等方法，教大家快速准备找到需要的穴位。

穴位名称
标明穴位的国际代码和中文名称。

穴位定位
国家标准化定位，确定经穴位置。

主治疾病
各个人体穴位的主治疾病详解。

手太阴肺经 Shou Tai Yin Fei Jing

中府·云门·天府·侠白·尺泽

天府
坐位或卧位，臂向前平举，俯头鼻尖接触上臂内侧处是穴。

云门
两手叉腰立正，当锁骨外缘出现的三角形凹陷的中点处取穴。

侠白
坐位或卧位，在天府下1寸。肱二头肌桡侧缘取穴。

中府
两手叉腰站立，锁骨外侧端下缘的三角窝中心是云门穴，由此窝正中垂直下推一条肋骨（平第一肋间隙）处即是本穴。

尺泽
正坐、仰掌，手臂上举，在手臂内侧中央处有粗腱，腱的外侧外即是此穴。

中府穴

锁骨
胸骨
第1肋骨
第2肋骨
第3肋骨
第4肋骨
腋窝横纹前端
剑状突起

0
3
4

上腕骨
0
肘窝横纹

020　桡骨

LU1 中府

定位　位于胸前壁的外上方，云门下1寸，平第一肋隙，距前正中线6寸。

穴位疗法　①按摩：手指揉按可预防肺炎、哮喘。②艾灸：用艾条温和灸可改善中气不足。③按罐：按气罐，留罐5～10分钟，可缓解肺热。④刮痧：用角刮法刮试，可泄热。

功效主治　有清泻肺热、止咳平喘的作用。主治咳嗽、气喘、胸部胀痛、心胸痹痛、肩背痛等症。

LU2 云门

定位　位于胸外侧部，肩胛骨喙突上方，锁骨下窝凹陷处，前正中线旁开6寸。

穴位疗法　①按摩：用大拇指按揉能防治胸部疾患。②艾灸：用艾条温和灸，可改善肺气不足。③按罐：按气罐，留罐5～10分钟，可缓解胸闷、胸痛。④刮痧：用角刮法刮试，可改善咳证。

功效主治　有清肺理气的作用。主治肺部疾患、热病、呕逆等症。

LU3 天府

定位　位于臂内侧面，肱二头肌桡侧缘，腋前纹头下3寸处。

穴位疗法　①按摩：用大拇指按揉能防治肺病。②艾灸：用艾条温和灸，可缓解因着凉引起的上臂痛。③按罐：按气罐，留罐5～10分钟，可缓解上臂痛。④刮痧：用面刮法刮试，可改善鼻出血。

功效主治　有平喘安神的作用。主治肺部疾患、上臂痛等症。

LU4 侠白

定位　位于臂内侧面，肱二头肌桡侧缘，腋前纹头下4寸，或肘横纹上5寸处。

穴位疗法　①按摩：用大拇指指腹揉按，能防治咳嗽、气喘等。②艾灸：用艾条温和灸，可缓解因肺气不足引起的咳嗽。③刮痧：用面刮法刮试，能缓解胸胁病。

功效主治　有清泻肺热、润肠除燥的作用。主治咳嗽、咳喘、干咳等症。

LU5 尺泽

定位　位于肘横纹中，肱二头肌腱桡侧凹陷处。

穴位疗法　①按摩：用大拇指弹拨，能防治小儿惊风、咳嗽、过敏、膝关节疼痛等。②艾灸：用艾条温和灸约5～20分钟，可缓解肘痛、上肢疼痛。③刮痧：用面刮法从上向下刮试3～5分钟，可治疗咳喘、心烦、呕吐等。

功效主治　有清泻肺热、平喘咳的作用。主治咽喉炎、咳嗽、咳喘、心烦咳嗽等症。

021

骨度分寸
以个人的身材为依据，按比例折算作为定穴的标准。

标示骨骼
骨节的突起和凹陷等部位可以作为取穴的明显标志。

经穴理疗
每个穴位具体适合采用的中医理疗法，如按摩、艾灸、刮痧、拔罐等。

视频教学
扫一扫二维码，跟着专家学中医经穴理疗法。

目 录

第1章

人体经络、穴位基础知识

十四经络

8.足少阴肾经

9.手厥阴心包经

10.手少阳三焦经

11.足少阳胆经

12.足厥阴肝经

13.督脉

14.任脉

人体经络穴位一览

头颈部前面

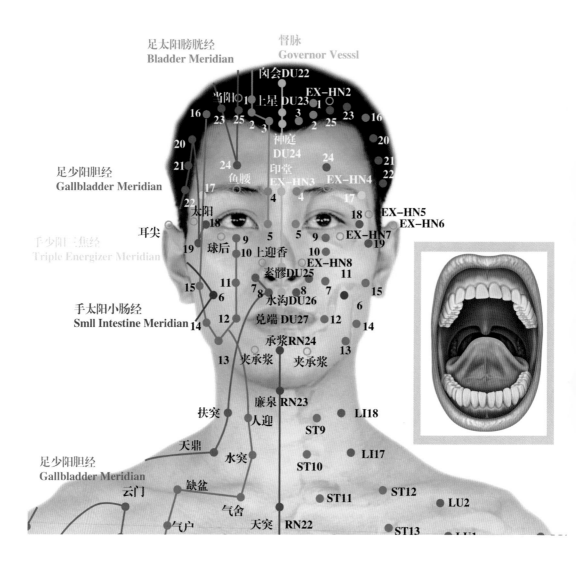

足太阳膀胱经
Bladder Meridian

督脉
Governor Vesssl

囟会DU22

当阳 上星 DU23 EX-HN2

16 23 25 3 2 25 23 16

20 神庭 20
DU24
21 24 24 21
足少阳胆经 鱼腰 印堂 22
Gallbladder Meridian 17 EX-HN3 EX-HN4 17
22 太阳 4 EX-HN5
18 18 EX-HN6
耳尖 5 5 9 EX-HN7
手少阳 三焦经 19 球后 9 10 EX-HN8 19
Triple Energizer Meridian 10 上迎香 10
11 素髎DU25 11
15 11 7 8 7 15
6 水沟DU26 6
手太阳小肠经 12 兑端 DU27 12 14
Smll Intestine Meridian 14
承浆RN24
13 夹承浆 夹承浆 13

廉泉 RN23
扶突 人迎 LI18
天鼎 ST9
水突 LI17
足少阳胆经 ST10
Gallbladder Meridian 缺盆 ST12
云门 ST11 LU2
气舍
气户 天突 RN22 ST13
LU1

012

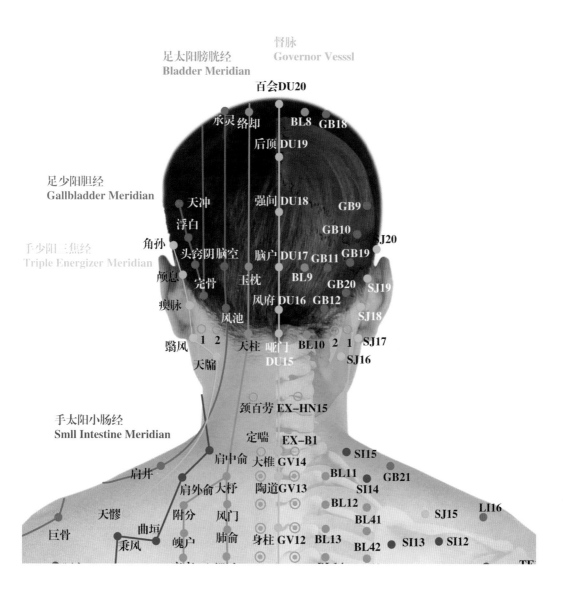

足太阳膀胱经
Bladder Meridian

督脉
Governor Vesssl

百会DU20

承灵 络却　BL8　GB18

后顶 DU19

足少阳胆经
Gallbladder Meridian

天冲　强间 DU18　GB9

浮白　GB10

角孙　SJ20

手少阳三焦经
Triple Energizer Meridian

头窍阴脑空　脑户 DU17　GB11　GB19

颅息　完骨　玉枕　BL9　GB20　SJ19

瘈脉　风府 DU16　GB12

风池　SJ18

翳风　1　2　天柱　哑门　BL10　2　1　SJ17
　　　　　　　　　　　DU15　　　　　　SJ16

天牖

颈百劳 EX-HN15

手太阳小肠经
Smll Intestine Meridian

定喘　EX-B1

肩中俞　大椎 GV14　SI15

肩井　BL11　GB21

肩外俞 大杼　陶道GV13　SI14

天髎　附分　风门　BL12

曲垣　BL41　SJ15　LI16

巨骨　魄户　肺俞　身柱 GV12　BL13

乘风　BL42　SI13　SI12

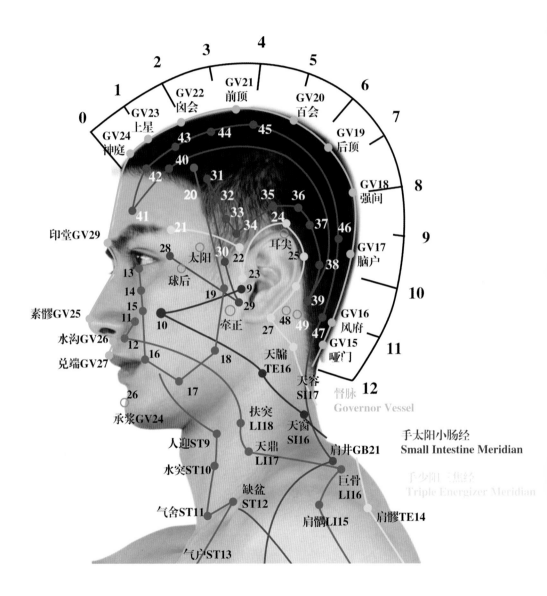

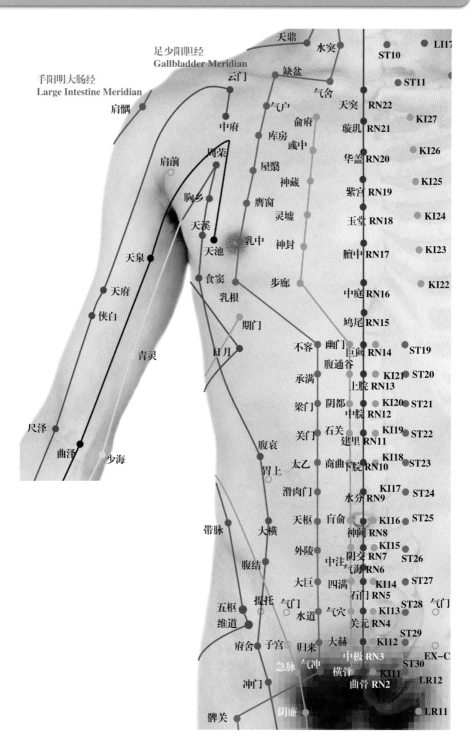

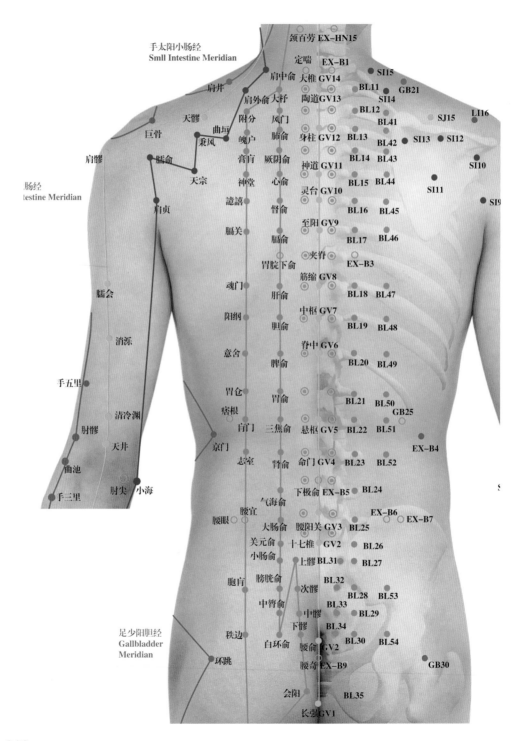

手太阳小肠经
Smll Intestine Meridian

颈百劳 EX-HN15
定喘 EX-B1
肩中俞 大椎 GV14 SI15
肩外俞 大杼 陶道 GV13 BL11 GB21
天髎 附分 风门 SI14
曲垣 魄户 肺俞 BL12
巨骨 乘风 身柱 GV12 BL41
肩髎 臑俞 膏肓 厥阴俞 BL13 BL42 SI13 SI12
天宗 神堂 心俞 神道 GV11 BL14 BL43 SI10
肠经 譩譆 督俞 灵台 GV10 BL15 BL44 SI11
ntestine Meridian 膈关 膈俞 至阳 GV9 BL16 BL45 SI9
肩贞 胃脘下俞 夹脊 BL17 BL46
EX-B3
魂门 筋缩 GV8 BL18 BL47
臑会 阳纲 胆俞 中枢 GV7 BL19 BL48
消泺 意舍 脾俞 脊中 GV6 BL20 BL49
手五里 胃仓 胃俞 BL21 BL50
肘髎 痞根 肓门 三焦俞 悬枢 GV5 BL22 BL51 GB25
天井 京门 志室 肾俞 命门 GV4 BL23 BL52 EX-B4
曲池 下极俞 EX-B5 BL24
手三里 肘尖 小海 气海俞 EX-B6 EX-B7
腰眼 腰宜 大肠俞 腰阳关 GV3 BL25
关元俞 十七椎 GV2 BL26
小肠俞 上髎 BL31 BL27
胞肓 膀胱俞 BL32 BL28 BL53
中膂俞 次髎 BL33 BL29
秩边 中髎 BL34 BL30 BL54
足少阳胆经 白环俞 下髎 GV2
Gallbladder 腰奇 EX-B9 GB30
Meridian 环跳
会阳 BL35
长强 GV1

躯干侧面

上肢前面

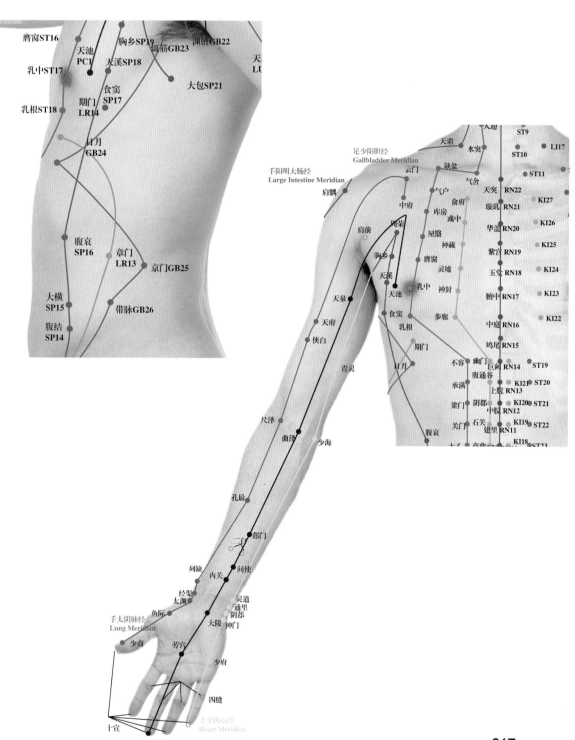

胸窗ST16
天池 PC1
乳中ST17
天溪SP18
乳根ST18
期门 LR14
食窦 SP17
日月 GB24
胸乡SP19
辄筋GB23
渊腋GB22
大包SP21
腹哀 SP16
章门 LR13
京门GB25
大横 SP15
带脉GB26
腹结 SP14

足少阳胆经 Gallbladder Meridian
手阳明大肠经 Large Intestine Meridian
肩髃
肩前
云门
中府
列缺
胸乡
天溪
天泉
天府
侠白
青灵
尺泽
曲泽
少海
孔最
郄门
二白
列缺
间使
经渠
内关
太渊
灵道
通里
阴郄
神门
鱼际
大陵
劳宫
少府
少商
四缝
十宣
手太阴肺经 Lung Meridian
手少阴心经 Heart Meridian

天鼎
水突
缺盆
气舍
气户
俞府
库房
彧中
屋翳
神藏
膺窗
灵墟
乳中
神封
食窦
步廊
乳根
期门
日月
不容
幽门
腹通谷
承满
上脘
梁门
阴都
中脘
关门
石关
建里
腹哀

ST9
ST10
LI17
ST11
天突 RN22
璇玑 RN21
华盖 RN20
紫宫 RN19
玉堂 RN18
膻中 RN17
中庭 RN16
鸠尾 RN15
巨阙 RN14
ST19
巨阙 KI21
ST20
KI20
ST21
RN13
RN12
石关 KI19
ST22
KI18
ST23
KI27
KI26
KI25
KI24
KI23
KI22

躯干侧面

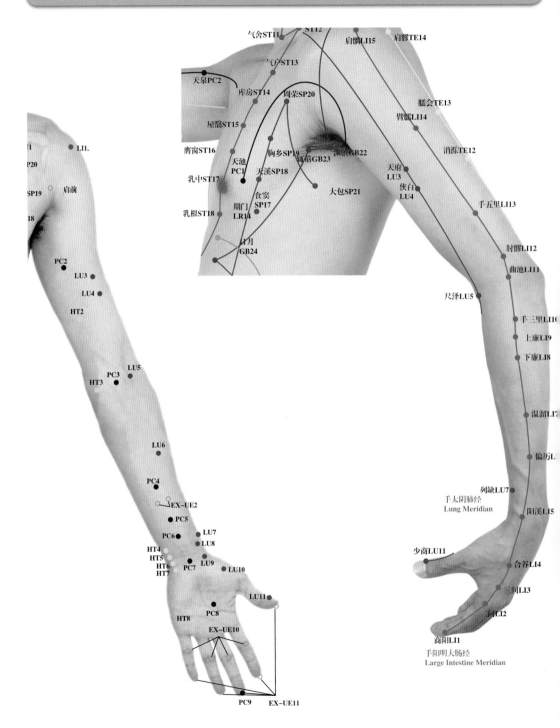

气舍ST11
ST12
肩髃LI15
肩髎TE14
气户ST13
天泉PC2
库房ST14
周荣SP20
臑会TE13
屋翳ST15
臂臑LI14
膺窗ST16
消泺TE12
天池
PC1
胸乡SP19
渊腋GB22
天府
LU3
乳中ST17
天溪SP18
辄筋GB23
侠白
LU4
食窦
SP17
大包SP21
手五里LI13
乳根ST18
期门
LR14
肘髎LI12
曲池LI11
日月
GB24
尺泽LU5
手三里LI10
上廉LI9
下廉LI8
温溜LI7
偏历L
列缺LU7
手太阴肺经
Lung Meridian
阳溪LI5
少商LU11
合谷LI4
三间LI3
二间LI2
商阳LI1
手阳明大肠经
Large Intestine Meridian

LI1
SP20
SP19
肩前
18
PC2
LU3
LU4
HT2
LU5
PC3
HT3
LU6
PC4
EX-UE2
PC5
PC6
LU7
HT4
LU8
HT5
HT6
PC7
LU9
HT7
LU10
HT8
PC8
LU11
EX-UE10
PC9
EX-UE11

下肢前面、下肢后面

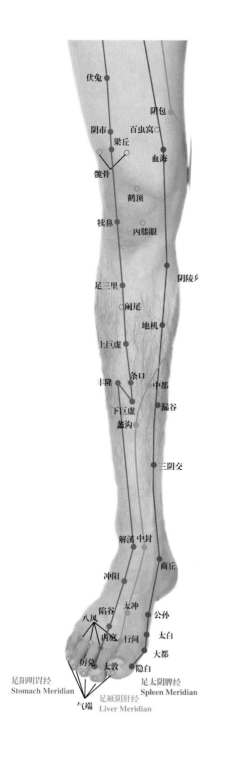

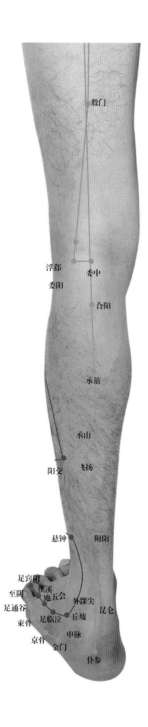

伏兔
阴包
阴市　百虫窝
梁丘
血海
髋骨
鹤顶
犊鼻　内膝眼
足三里　阴陵泉
阑尾
地机
上巨虚
条口
丰隆　中都
下巨虚　漏谷
蠡沟
三阴交
解溪　中封
冲阳　商丘
陷谷　太冲
八风　公孙
内庭　行间　太白
厉兑　太敦　大都
气端　隐白

足阳明胃经
Stomach Meridian
足太阴脾经
Spleen Meridian
足厥阴肝经
Liver Meridian

股门
浮郄　委中
委阳
合阳
承筋
承山
阳交　飞扬
悬钟　附阳
足窍阴　侠溪
至阴　地五会
足通谷　外踝尖　昆仑
束骨　丘墟　
京骨　足临泣
　　申脉
金门
仆参

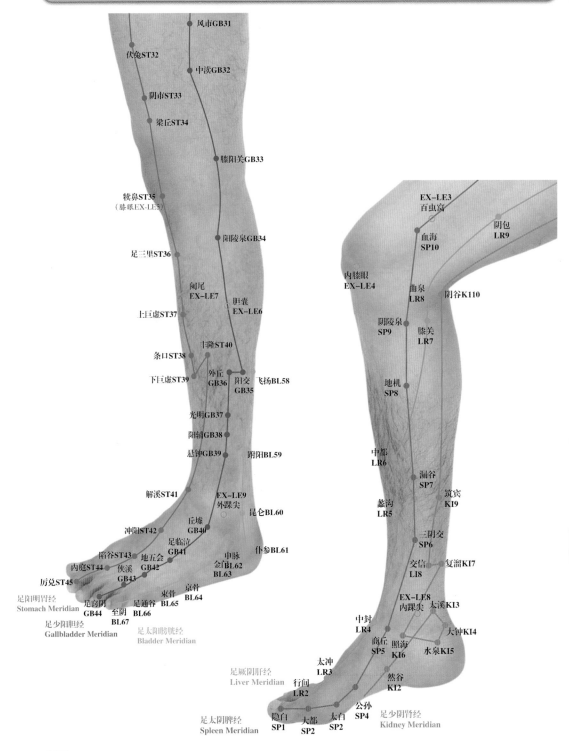

风市GB31

伏兔ST32

中渎GB32

阴市ST33

梁丘ST34

膝阳关GB33

犊鼻ST35
（膝眼EX-LE5）

阳陵泉GB34

足三里ST36

阑尾
EX-LE7

胆囊
EX-LE6

上巨虚ST37

丰隆ST40

条口ST38

外丘
GB36

阳交
GB35

飞扬BL58

下巨虚ST39

光明GB37

阳辅GB38

悬钟GB39

跗阳BL59

解溪ST41

EX-LE9
外踝尖

昆仑BL60

冲阳ST42

丘墟
GB40

足临泣
GB41

陷谷ST43

地五会
GB42

申脉
金门BL62
BL63

仆参BL61

内庭ST44

侠溪
GB43

厉兑ST45

京骨
BL64

束骨
BL65

足阳明胃经
Stomach Meridian

足窍阴
GB44

至阴
BL67

足通谷
BL66

足少阳胆经
Gallbladder Meridian

足太阳膀胱经
Bladder Meridian

EX-LE3
百虫窝

阴包
LR9

血海
SP10

内膝眼
EX-LE4

曲泉
LR8

阴谷K110

阴陵泉
SP9

膝关
LR7

地机
SP8

中都
LR6

漏谷
SP7

筑宾
KI9

蠡沟
LR5

三阴交
SP6

复溜KI7

交信
LI8

EX-LE8
内踝尖

太溪KI3

中封
LR4

商丘
SP5

照海
KI6

大钟KI4

水泉KI5

太冲
LR3

然谷
KI2

行间
LR2

公孙
SP4

足少阴肾经
Kidney Meridian

足厥阴肝经
Liver Meridian

隐白
SP1

大都
SP2

太白
SP2

足太阴脾经
Spleen Meridian

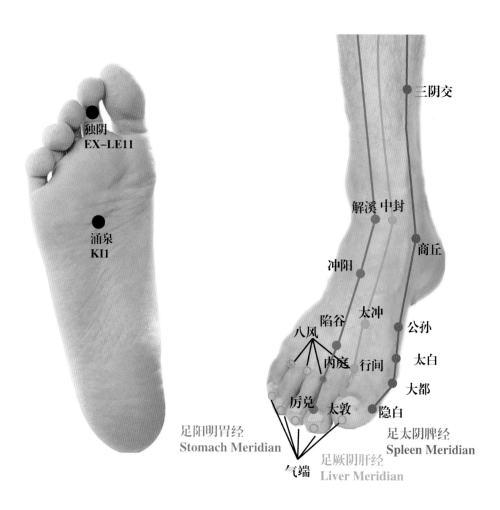

独阴
EX-LE11

涌泉
KI1

三阴交

解溪　中封

商丘

冲阳

陷谷　太冲

公孙

八风　　太白

内庭　行间

大都

厉兑　太敦　　隐白

足阳明胃经
Stomach Meridian

足太阴脾经
Spleen Meridian

气端　　足厥阴肝经
Liver Meridian

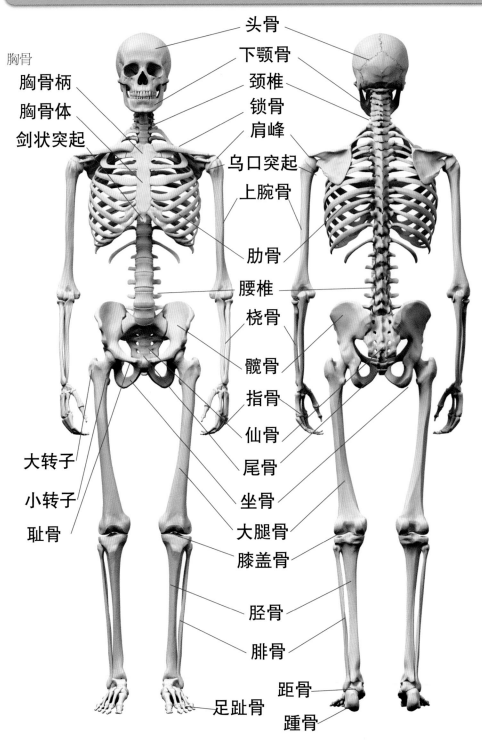

头骨
下颚骨
颈椎
锁骨
肩峰
乌口突起
上腕骨
肋骨
腰椎
桡骨
髋骨
指骨
仙骨
尾骨
坐骨
大腿骨
膝盖骨
胫骨
腓骨
距骨
踵骨
足趾骨

胸骨
胸骨柄
胸骨体
剑状突起

大转子
小转子
耻骨

人体经络、穴位基础知识

经络学说的形成和发展

 POINT
● 经络学说，是研究人体经络系统的循行分布、生理功能、病理变化及其与脏腑、形体官窍、气血津液等相互关系的学说。
● 经络学说是中医学理论体系的重要组成部分，是针灸、推拿、艾灸等理疗方法的理论基础。

◆ 经络学说的形成

经络学说是中医理论体系的重要组成部分，它贯串祖国医学的生理、病理、诊断和治疗等各个方面。千百年来，它不仅是中医论证疾病所依据的基本理论之一，而且一直指导着中医各科的医疗实践，并在实践中不断得到充实和发展。

"经络"一词作为人体一种组织结构的名称，首见于《黄帝内经》："阴之于阳也，异名同类，上下相会，经络之相贯，如环无端。"

经络学说是研究经络系统的生理功能、病理变化及其与脏腑之间的关系的理论。它是中医基础理论的重要组成部分，从中医学分析人体生理、病理和对疾病进行诊断治疗的主要依据之一。经络学说对指导临床各科特别是对针灸、推拿（按摩）等治疗办法的运用，具有十分重要的意义。正如《灵枢·经脉》所说："经脉者，所以能决死生，处百病，调虚实，不可不通。"历代医家都十分重视经络学说，甚至认为"不识十二经络，开口动手便错"（《医学入门·运气》）。

经络学说的形成，是以古代的针灸、推拿、气功等医疗实践为基础，经过漫长的历史过程，结合当时的解剖知识和藏象学说，逐步上升为理论的。其间，也受到阴阳五行学说的深刻影响。

要形成经络学说，首先要形成经络概念。目前比较一致的看法认为，形成经络概念的客观依据，主要是施行针灸、推拿、气功（特别是前二者）等保健、治疗过程中，病人的主观感觉到的传导现象（简称"感传"或称"经络现象"，但"经络现象"所包括的内容更广）。但是，1973年底在长沙马王堆三号汉墓出土的帛书中与经络有关的两份写本（《足臂十一脉灸经》及《阴阳十一脉灸经》），只有脉名而无经名。很可能早期的医学家们认为经络的感传现象即是人体中的血管活动，故称之为脉。另外，这两份写本虽各自描述了十一脉的起止及所走线路，但却没有穴位的名称，"脉"同脏腑的关系也未建立，诸"脉"之间亦无联系，这说明，"经"、"络"名词的出现较"脉"为晚，它是对"脉"的认识基础上发展起来的。如《灵枢·脉度》说："经脉为里，支而横者为络，络之别者为孙。"即是将"脉"按深浅、大小分别称为"经脉"、"络脉"和"孙脉"。由此可见，帛书的记载只是经络学说的雏形而已。

《黄帝内经》的问世，标志着经络学说已经形成。在《内经》中系统地论述十二经脉的循行部位、属络脏腑，以及十二经脉发生病变的证候，记载了十二经别、别络、经筋、皮部等内容，对奇经八脉也有分散的论述。《内经》还记载了约160个穴位的名称。此外，《内经》还提出了经络中气血运行同自然界水流和日月运行相联系的观点。

◆ 经络学说的发展

《内经》以后，历代对经络学说又有一定的发展。如《难经》创"奇经八脉"一词；晋朝皇甫谧集《内经》、《难经》、《明堂孔穴》等书中有关针灸经络的内容，编成《针灸甲乙经》，书中所载穴位名称有349个。唐代甄权对古代的"明堂图"（经络穴位图）进行修订，孙思邈说"旧明堂图，年代久远，传写错误，不足指南，今依甄权等新撰为定云耳。……其十二经脉，五色作之；奇经八脉，以绿色为之"（《千金要方·明堂三人图》），可见原图是用彩色标线的。宋代王惟一主持铸造经络穴位模型"铜人"，并编著《铜人腧穴针灸图经》，较之甄权的明堂图又进了一步。宋代王执中编的《针灸资生经》，对穴位又有所增补。元代滑寿在忽泰必烈《金兰循经取穴图解》的基础上编著成《十四经发挥》，以后论经络者多以此书为主要参考资料。明代李时珍就奇经八脉文献进行汇集和考证，著《奇经八脉考》。明代杨继洲《针灸大成》所载经络穴位资料更为丰富。清代，由于针灸学术很少发展，所以经络专书很少，但对分经用药较为重视，姚澜还编写了《本草分经》一书。

建国以来，运用现代科学知识和方法，从经络现象入手，对经络学说进行深入的研究和探讨，特别是对经络的实质提出了多种假设，这不仅使经络学说有了新的发展，而且对于整个中医学科学的发展也将产生广泛的影响。

上述事实表明，经络学说是在历代医学家们的医疗实践过程中不断观察、探索、总结、积累和引申，补充而渐趋完善，逐步发展起来的。

经络学说形成的要点

解剖生理知识的启发

古人通过直接观察法，对血脉、筋肉、骨骼和内脏及其相互关系等都有了一定程度的了解，这为经络学说的形成奠定了基础。

体表病理现象的推理

临床实践中发现，当体内某一脏腑发生病变时，在体表相应的部位会出现一些病理现象，如压痛、结节、皮疹、色泽变化等异常反应。例如，肠痈（西医称为阑尾炎）患者可在阑尾穴处找到压痛点。脏腑有病，按压体表相应部位，体内病痛也随之缓解。以此推论，体表与体内应有一定的联系通路，这是经络学说形成的依据之一。

针灸等刺激的感应和传导的观察推理

针刺腧穴时，患者会出现酸、麻、胀、痛等感应，称为"针感"或"得气"。这种感觉会沿着一定的路径向远部传导。在气功养生术中，当练功者意守丹田时，往往觉得体内有气沿着一定的路径流动。这种感应和传导是经络学说形成的重要依据。

腧穴功效的总结

古人在对穴位的主治作用进行整理分类、归纳分析时发现，主治范围基本相同的穴位往往有规律地排列在一条路线上。据此推测，这些腧穴之间必然通过某些特殊途径进行着联络。这对于经络概念的形成具有重要意义。

经络的概念与经络系统的组成

● 经络是运行气血、联系脏腑和体表及全身各部的通道，是人体功能的调控系统。经络系统由经脉、络脉、经筋、皮部四部分组成。

◆ 经络的概念

经络是经脉和络脉的总称。经，有路径的意思，经脉是经络系统中的主干，多循行于人体的深部；络，有网络的意思，是经脉的分支，多循行于人体较浅的部位。经脉有一定的循行路线，而络脉则纵横交错，网络全身。《黄帝内经》说："经脉者，所以行血气而营阴阳，濡筋骨，利关节者也。""夫十二经脉者，内属于腑脏，外络于肢节。"这两段文字，说明经络既是运行气血的通道，又是联络腑脏肢节、沟通上下内外的通道。

经络，包括经脉和络脉。经脉和络脉的区别，根据《灵枢·脉度》所说"经脉为里，支而横者为络，络之别者为孙"，以及《灵枢·经脉》所说"经脉十二者，伏行分肉之间，深而不见。其常见者，足太阴过于外踝之上，无所隐故也。诸脉之浮而常见者，皆络脉也"，可以认为经脉是主干，络脉是分支；经脉大多循行于深部分肉之间，络脉则循行于体表较浅的部位；经脉以纵行为主，络脉则纵横交错，网络全身。

至于经脉和络脉中运行的气血是否相同，各家意见不一。元代滑寿在《十四经发挥》中提出了"经为营气，络为卫气"的观点，清代喻昌在《医门法律》中更加详细论述，他说："十二经生十二络，十二络生一百八十系络，系络生一百八十缠络，缠络生三万四千孙络。自内而生出者，愈多则愈小。稍大者在俞穴肌肉间，营气为主；外廓繇是出诸皮毛。方为小络，方为卫气所主。"这种看法，与《灵枢·营卫生会》说的"营在脉中，卫在脉外"和《灵枢·痈疽》所说的"余闻肠胃受谷……中焦出气如露，上注溪谷，而渗孙脉，津液和调，变化而赤为血，血和则孙脉先满溢，乃注于络脉，皆盈，乃注于经脉"（从这段经文看，与津液和调而成血的，当然是营气）等经文显然不同，孰者为是尚需进一步探讨。

◆ 经络系统的组成

经脉是经络的主干，由十二经脉、奇经八脉和十二经筋、十二经别、十二皮部，以及十五络脉和浮络、孙络等组成。

（1）十二经脉

即手三阴经、足三阴经、手三阳经、足三阳经，合称十二经脉，又称十二正经，是气血运行的主要通道。十二正经是气血在经脉中运行时，每运行一周都必经的道路。十二经脉有一定的起止、循行部位和交接顺序，在肢体的分布和走向有一定的规律，同体内脏腑有直接的络属关系。

（2）奇经八脉

即督脉、任脉、冲脉、带脉、阴跷脉、阳跷脉、阴维脉、阳维脉的合称，有统率、联络和调节十二经脉中气血的作用。

（3）十二经筋

即经脉之气所"结、聚、散、络"的筋肉，也就是经脉所连属的筋肉系统。由于每一块筋肉都必须得到经脉气血的濡养，所以全身所有筋肉必然根据经脉循行途径而分群。十二经脉就有受它濡养的十二群筋肉，即十二经筋。经筋的命名按其所属经脉而定。分为足太阳之（经）筋、足少阴（经）筋等十二群。它们的功能主要是连缀四肢百骸，主司关节运动。经筋患病时，主要表现为痹证、筋肉拘急或痿软不收等。

（4）十二经别

十二经别是从十二经脉别出的经脉。它们分别起自四肢，循行于体腔脏腑深部，上出于颈项浅部。阳经的经别从本经别出，循行于体内后，仍回到本经；阴经的经别从本经别出，循行于体内后，却与相为表里的阳经相合。十二经别的作用，主要是加强十二经脉中相为表里的两条经脉间的联系。但由于它们所通过的部位是某些正经不能循行到的器官或形体的部位，因而能补正经之不足。

（5）十二皮部

皮部是经脉及其所属络脉在体表的分布部位，也是经络之气散布之所在。全身体表的皮肤有十二经脉分布，故按经脉的名称，分为十二皮部。

（6）十五络脉

络脉是体内经脉的分支，纵横交错，网络周身，又称"别络"，主要有十五络脉。十五络脉是由十二经脉和任、督二脉的别络及脾之大络所组成的。

在十五络脉中，十二经脉的络脉都是从四肢肘、膝以下分出，络于相互表里的阴阳两经之间，从阳走阴或从阴走阳，为十二经在四肢互相传沣的纽带。

任脉之络脉分布在腹部，络于冲脉；督脉之络脉分布在背部，除别走太阳之外，并能联络任脉和足少阴经脉；脾之大络分布在侧身部，能总统阴阳诸络。这三者在躯干部发挥其联络作用，从而加强了人体前、后、侧的统一联系。

（6）浮络

浮络是指位于皮下浅表的络脉。如《素问·皮部论》："视其部中有浮络者，皆阳明之络也。"

（8）孙络

孙络是人体中络脉的分支，即络脉中的细小部分。

十二经脉的名称由来

 ● 十二经脉是经络系统的主体，也称为"正经"，具有表里经脉相合、与相应脏腑络属的主要特征。

◆ 命名原则

内为阴，外为阳：阴阳理论贯穿于整个中医理论，经络系统亦以阴、阳来命名。其分布于肢体内侧面的经脉为阴经，分布于肢体外侧面的经脉为阳经。一阴一阳衍化为三阴三阳，相互之间具有相对应的表里相合关系，即肢体内侧面的前、中、后，分别称为太阴、厥阴、少阴；肢体外侧面的前、中、后分别称为阳明、少阳、太阳。

脏为阴，腑为阳：内脏"藏精气而不泻"者为脏，为阴，"传化物而不藏"者称腑，为阳。每一阴经分别隶属于一脏，每一阳经分别隶属于一腑，各经都以脏腑命名。

上为手，下为足：分布于上肢的经脉，在经脉名称之前冠以"手"字；分布于下肢的经脉，在经脉名称之前冠以"足"字。

◆ 具体名称

十二经脉对称地分布于人体的两侧，分别循行于上肢或下肢内侧和外侧。十二经脉"内属于腑脏"，因此，每一经脉的名称，包括手或足、阴或阳、脏或腑三个部分。

	阴经 （属脏）	阳经 （属腑）	循行部位 （阴经行于内侧，阳经行于外侧）	
手	太阴肺经	阳明大肠经	上肢	前 缘
	厥阴心包经	少阳三焦经		中 线
	少阴心经	太阳小肠经		后 缘
足	太阴脾经*	阳明胃经	下肢	前 缘
	厥阴肝经*	少阳胆经		中 线
	少阴肾经	太阳膀胱经		后 缘

*在小腿下半部和足背部，肝经在前缘、脾经在中线；至内踝上八寸处交叉之后，脾经在前缘，肝经在中线。

十二经脉的走向、交接、分布、表里关系

POINT ● 十二经脉是经络系统的主体，它通过手足阴阳表里经的联接而逐经相传，构成了一个周而复始、如环无端的传注系统。

◆ 十二经脉的走向和交接规律

十二经脉的走向和交接是有一定的规律的。根据《黄帝内经》所说"手之三阴，从脏走手；手之三阳，从手走头；足之三阳，从头走足；足之三阴，从足走腹"，说明手三阴经从胸腔的内脏起，行至手指末端；手三阳经从手指末端起，行至头面部；足三阳经从头面部起，行至足趾；足三阴经从足趾起，行至腹腔（胸腔）。这是十二经脉的走向。从十二经的走向，可知十二经脉的交接规律。即手三阴经与手三阳经交接于手指末端，手三阳经与足三阳经交接于头面部，足三阳经与足三阴经交接于足趾，足三阴经与手三阴经交接于胸中。其中，手三阴经与手三阳经以及足三阳经与足三阴经，是相为表里的两经交接；手三阳经与足三阳经，是同名经交接。由于手三阳经止于头面部，足三阳经起于头顶部，手、足阳经在头面部交接，所以说"头为诸阳之会"。

◆ 分布规律

十二经脉的分布，是指其在体表的循行部位，这也有一定的规律，即基本上是阴在内（腹面），阳在外（背面）。具体地说，在四肢部，阴经分布在内侧面，阳经分布在外侧面。内侧面的三阴经和外侧面的三阳经，大体上是阳明、太阴在前缘，太阳、少阴在后缘，少阳、厥阴在中线。在头面部，只有阳经分布，阳明经行于面部、额部（在前），太阳经行于面颊、头顶及头后部（在后），少阳经行于头侧部（居中）。在躯干部，手三阳经行于肩脚部；足三阳经则阳明经行于前（胸、腹面），太阳经行于后（背面），少阳行于侧面。手三阴经均从腋下走出；足三阴经均行于腹面。十二经脉中循行于腹面的，自内向外的顺序为足少阴、足阳明、足太阴、足厥阴。

◆ 表里关系

十二经脉中的阴经与阳经不是截然分开的，而是通过经别、别络的沟通，相互联系，组成六对"表里相合"的关系。《黄帝内经》说："足太阳与少阴为表里，少阳与厥阴为表里，阳明与太阴为表里，是为足阴阳也。手太阳与少阴为表里，少阳与心主为表里，阳明与太阴为表里，是为手之阴阳也。"相为表里的两条经脉，都在四肢的末端交接，都分别循行于四肢内外两个侧面的相对位置，分别络属于相为表里的脏腑（足太阳属膀胱络肾，足少阴属肾络膀胱，手阳明属大肠络肺，于太阴属肺络大肠，等等）。

十二经脉的流注次序

● 十二经脉的流注，是人身气血流动不息，向各处灌注的意思。

◆ 气血的流注

流注，是人身气血流动不息，向各处灌注的意思。十二经脉是气血运行的主要通道，营在脉中，卫在脉外。所以，营气在脉中运行的顺序也就是十二经脉的顺序。十二经脉循行于人体，其走向有上行、下行、"从脏走手"、"从足走腹"等等，因而可首尾相贯，构成如环无端的气血流注关系。它起于手太阴肺经，肺经从中焦开始，带有水谷之精微（营、卫气），在宗气、原气的鼓动之下，流注于十二经脉，气血在十二经脉内流动不息，循环灌注，分布于全身内外上下，构成了十二经脉的气血流注，又名十二经脉的流注。

◆ 流注次序

总的来说，十二经脉的流注次序是：从手太阴肺经开始，依次传至手阳明大肠经、足阳明胃经、足太阴脾经、手少阴心经、手太阳小肠经、足太阳膀胱经、足少阴肾经、手厥阴心包经、手少阳三焦经、足少阳胆经、足厥阴肝经，再回到手太阴肺经。这样就构成了一个"阴阳相贯，如环无端"的十二经脉整体循行系统。

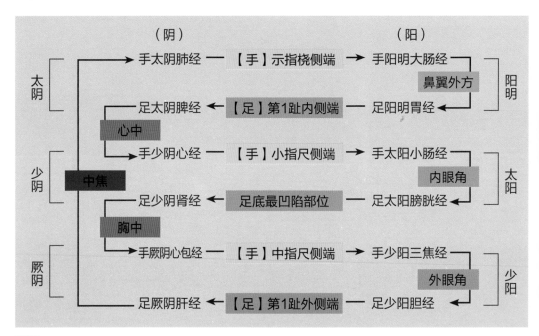

◆ 手太阴肺经

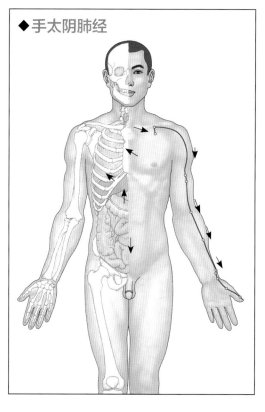

◆ 手阳明大肠经

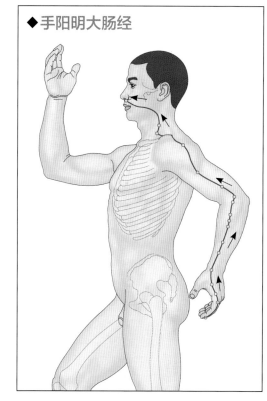

◆ 足阳明胃经

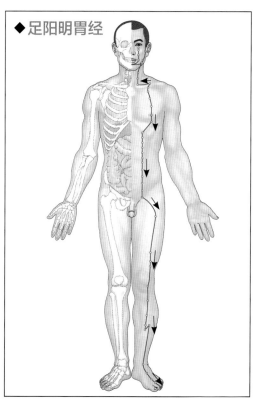

◆ 足太阴脾经

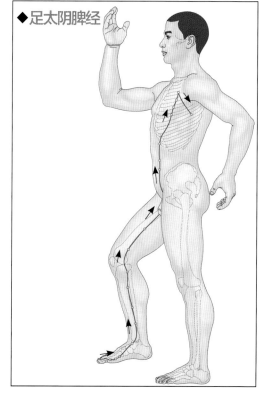

◆ 手少阴心经

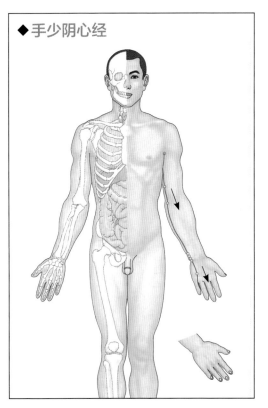

◆ 手太阳小肠经

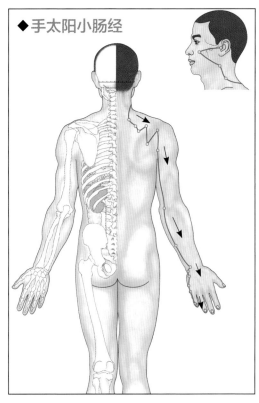

◆ 足太阳膀胱经

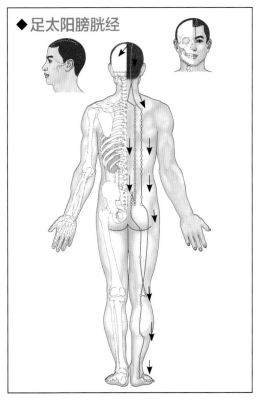

◆ 足少阴肾经

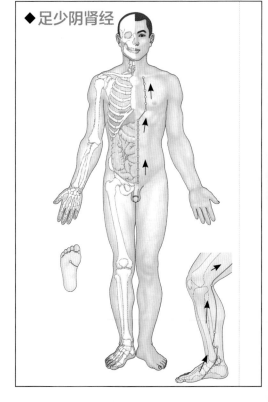

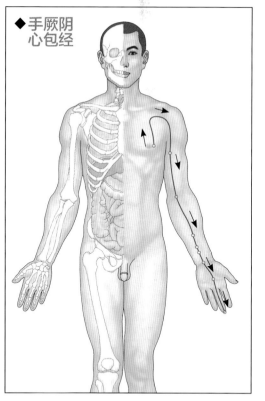

◆手厥阴
　心包经

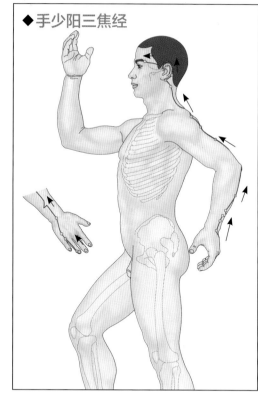

◆手少阳三焦经

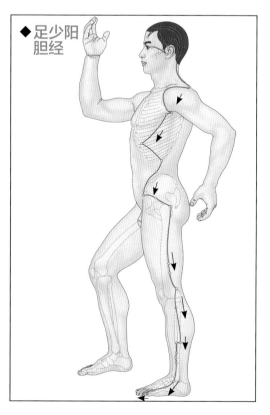

◆足少阳
　胆经

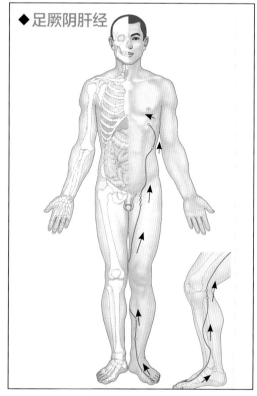

◆足厥阴肝经

简便取穴法，教您轻松找到穴位

● 为了定位的准确，应根据不同的情况，灵活采用不同的取穴方法。
● 临床取四肢穴位常用手指比量法（手指同身寸法），取躯体及头颈部穴位常用体表标志法。骨度分寸法较为麻烦、但却是误差最小的一种取穴方法。

在养生知识日益普及的今天，穴位疗法早已经融入了人们的生活当中。使用经络穴位，是一项技术活，也可以说是一把双刃剑，如果找对了穴位，再加上适当的手法，便可以益寿延年，如果在一窍不通或是一知半解的情况下胡乱摆弄，则往往会弄巧成拙。所以，在进行穴位疗法之前，一定要了解一些经穴治疗的注意事项。

首先，要学会如何找准穴位。在进行穴位疗法的时候，找穴位是最重要的，就是找对地方。在这里，我们介绍一些任何人都能够使用的最简单的寻找穴道的诀窍。

◆ 手指同身寸法

利用手指作为穴的尺度，中医称为"同身寸"。"同身寸"与日常生活中的所用的长度单位"寸"不是同一概念，千万不能与之混淆。骨节长短不一，虽然两人同时各测得1寸长度，但是实际长度也是会不一样。1寸：大拇指横宽；1.5寸：食指和中指二指指幅横宽；3寸：食指、中指、无名指和小指四指指幅横宽。

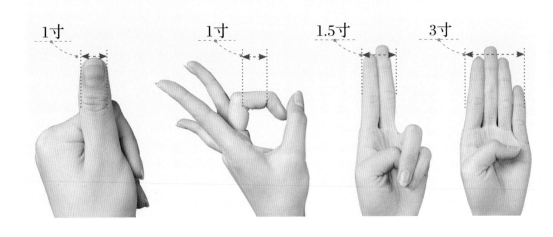

1寸　　　1寸　　　1.5寸　　　3寸

◆ 身体度量法

利用身体及线条的部位作为简单的参考度量，如眉间（印堂穴）到前发际正中为3直寸。

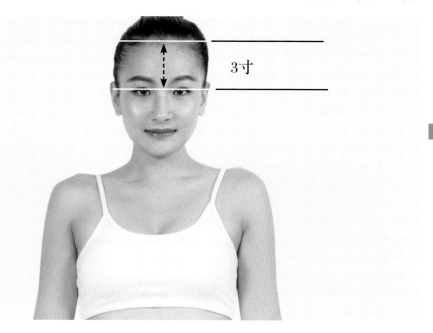

3寸

◆ 标志参照法

固定标志：常见判别穴位的标志有眉毛、乳头、指甲、趾甲、脚踝等。如神阙位于腹部脐中央，膻中位于两乳头中间。

动作标志：需要作出相应的动作姿势才能显现的标志，如张口取耳屏前凹陷处即为听宫穴。

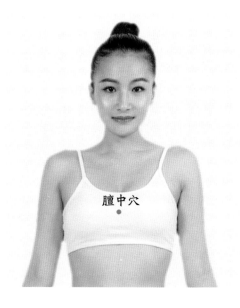

膻中穴

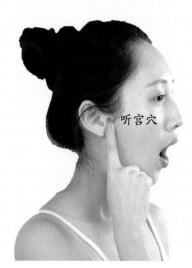

听宫穴

◆ 骨度分寸法

　　始见于《灵枢·骨度》篇。它是将人体的各个部位分别规定其折算长度，作为量取腧穴的标准。如前后发际间为12寸；两乳间为8寸；胸骨体下缘至脐中为8寸；脐孔至耻骨联合上缘为5寸；肩胛骨内缘至背正中线为3寸；腋前（后）横纹至肘横纹为9寸；肘横纹至腕横纹为12寸；股骨大粗隆（大转子）至膝中为19寸；膝中至外踝尖为16寸；胫骨内侧髁下缘至内踝尖为13寸。

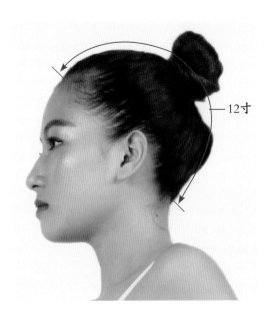

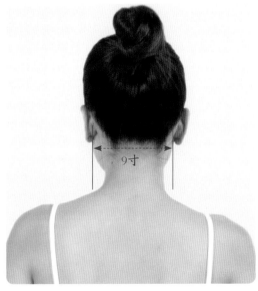

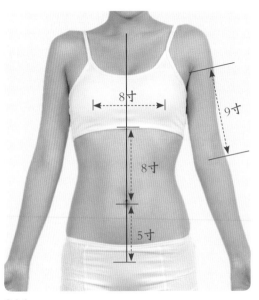

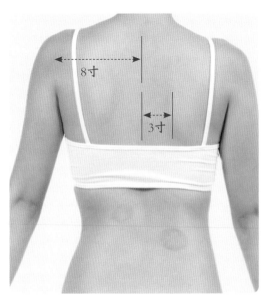

部位	起止点	骨度分寸	说明
头部	前发际至后发际	12寸	如前后发际不明者，可从眉心至前发际作3寸，大椎穴至后发际作3寸，从眉心至大椎穴作18寸
	前额两发角之间	9寸	用于量头部的横寸
	耳后两乳突之间	9寸	
胸腹部	岐骨至脐中	8寸	胸部、胁肋部取穴直寸，一般根据肋骨计算，1肋骨作1.6寸
	脐中至横骨上廉	5寸	
	两乳头之间	8寸	女性可用左右缺盆之间的宽度来代替
背腰部	肩胛骨内侧缘至后正中线	3寸	背部腧穴根据脊椎棘突定位，一般认为肩胛骨下角相当第7胸椎水平，髂嵴相当第4腰椎水平
侧胸部	腋下至第11肋端	12寸	
上肢部	腋前纹头至肘横纹	9寸	用于手三阳、手三阴经
	肘横纹至腕横纹	12寸	
下肢部	耻骨联合上缘至股骨内上髁	18寸	用于足三阴经
	胫骨内侧髁下缘至内踝高点	13寸	
	股骨大转子至膝中	19寸	用于足三阳经；臀横纹至膝中14寸；膝中的水平线，前面相当于犊鼻穴、后面相当于委中穴
	膝中至外踝高点	16寸	
	外踝高点至足底	3寸	

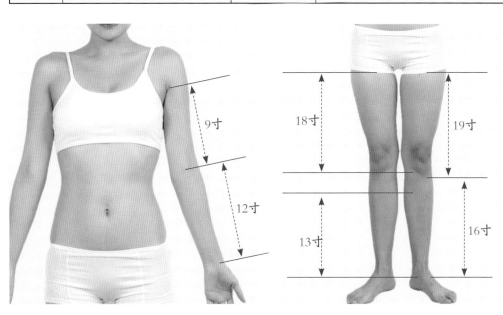

◆ 感知找穴法

身体感到异常，用手指压一压、捏一捏、摸一摸，如果有痛感、硬结、痒等感觉，或和周围皮肤有温度差如发凉发烫，或皮肤出现黑痣、斑点，那么那个地方就是所要找的穴位。感觉疼痛的部位，或者按压时有酸、麻、胀、痛等感觉的部位，可以作为阿是穴治疗。阿是穴一般在病变部位附近，也可在距离病变部位较远的地方。

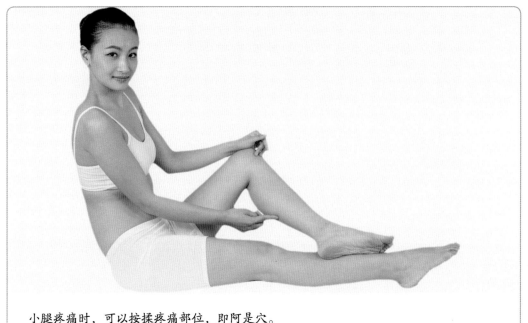

小腿疼痛时，可以按揉疼痛部位，即阿是穴。

经络学说形成的要点

经络穴位是人体的天然药库。当你出现小病小痛后，只要找准相关穴位揉揉按按或进行其他刺激（包括艾灸、针刺、电疗等）就能达到理想效果。因此，在学会自助取穴定位后，你就可以在家里尝试用按摩、艾灸、拔罐、刮痧等中医理疗方法治疗疾病或自我保健。

1.按摩：按摩是以中医的脏腑、经络学说为理论基础，并结合西医的解剖和病理诊断，而用手法作用于人体体表的特定部位以调节机体生理、病理状况，达到理疗目的的方法。

2.艾灸：艾灸是指点燃用艾叶制成的艾炷、艾条为主，熏烤人体的穴位以达到保健治病的一种自然疗法。

3.拔罐：拔罐是一种以杯罐做的工具，借热力排去其中的空气产生负压，使吸着于皮肤，造成郁血现象的一种疗法。

4.刮痧：刮痧是以中医皮部理论为基础，用器具（牛角、玉石、火罐）等在皮肤相关部位刮拭，以达到疏通经络、活血化瘀之目的。

第**2**章

十四经脉

十 四 经 脉

1 手太阴肺经

手太阴肺经起于中焦，向下联络大肠，回过来沿着胃上口穿过膈肌，入属肺，从肺系横行出于胸壁外上方，走腋下，沿上肢内侧前缘下行，过肘窝入寸口上鱼际，直出拇指桡侧端少商穴。其分支从前臂列缺穴处分出，沿掌背侧走向食指桡侧端，经气于商阳穴与手阳明大肠经相接。

中府·云门·天府·侠白·尺泽 ➡P.020

孔最·列缺·经渠·太渊·鱼际·少商 ➡P.022

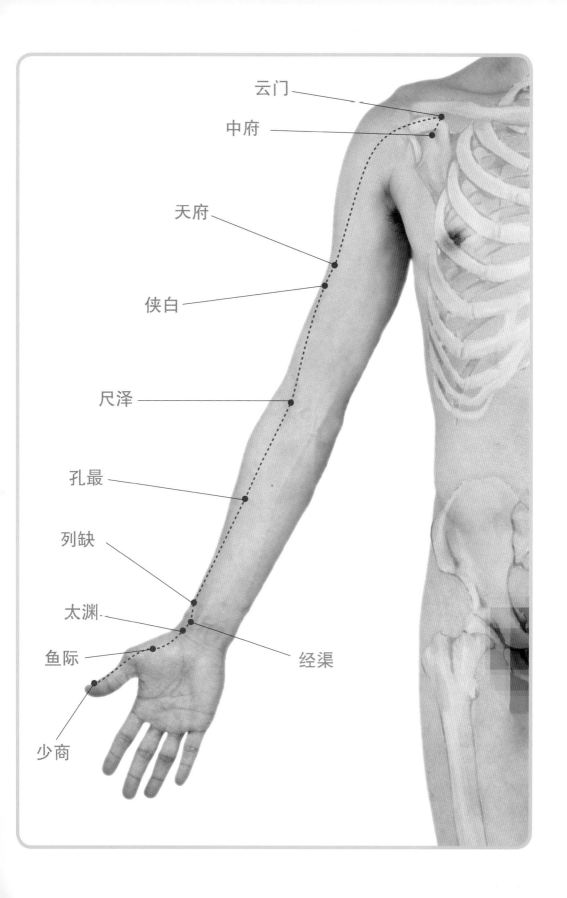

云门

中府

天府

侠白

尺泽

孔最

列缺

太渊

鱼际

经渠

少商

中府·云门·天府·侠白·尺泽

天府

坐位或卧位，臂向前平举，俯头鼻尖接触上臂侧处是穴。

侠白

坐位或卧位，在天府下1寸，肱二头肌桡侧缘取穴。

云门

两手叉腰立正，当锁骨外端下缘出现的三角形凹陷的中点处取穴。

中府

两手叉腰立正，锁骨外侧端下缘的三角窝中心是云门穴，由此窝正中垂直往下推一条肋骨（平第一肋间隙）处即是本穴。

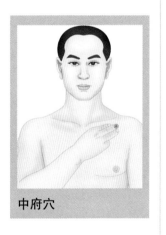

中府穴

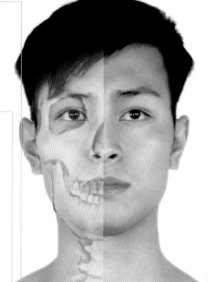

胸骨

锁骨

第1肋骨

第2肋骨

第3肋骨

第4肋骨

剑状突起

腋窝横纹前端

0

3

4

尺泽

正坐，仰掌，手臂上举，在手臂内侧中央处有粗腱，腱的外侧外即是此穴。

上腕骨

9

肘窝横纹

桡骨

LU1 中府

定位 位于胸前壁的外上方，云门下1寸，平第一肋间隙，距前正中线6寸。

穴位疗法 ①按摩：手指揉按可预防肺炎、哮喘。②艾灸：用艾条温和灸可改善中气不足。③拔罐：拔气罐，留罐5～10分钟，可缓解肺热。④刮痧：用角刮法刮拭，可泄热。

功效主治 有清泻肺热、止咳平喘的作用。主治咳嗽、气喘、胸部胀满、心胸疼痛、肩背痛等症。

LU2 云门

定位 位于胸外侧部，肩胛骨喙突上方，锁骨下窝凹陷处，前正中线旁开6寸。

穴位疗法 ①按摩：用大拇指按揉能防治肺部疾患。②艾灸：用艾条温和灸，可改善肺气不足。③拔罐：拔气罐，留罐5～10分钟，可缓解胸闷、胸痛。④刮痧：用角刮法刮拭，可改善热证。

功效主治 有清肺理气的作用。主治肺部疾患、热证、呃逆、胸痛、肩背痛等症。

LU3 天府

定位 位于臂内侧面，肱二头肌桡侧缘，腋前纹头下3寸处。

穴位疗法 ①按摩：用大拇指揉按能防治肺疾。②艾灸：用艾条温和灸，可缓解因着凉引起的上臂痛。③拔罐：拔气罐，留罐5～10分钟，可缓解上臂痛。③刮痧：用面刮法刮拭，可改善鼻出血。

功效主治 有平喘安神的作用。主治肺部疾患、上臂疼痛等症。

LU4 侠白

定位 位于臂内侧面，肱二头肌桡侧缘，腋前纹头下4寸，或肘横纹上5寸处。

穴位疗法 ①按摩：用大拇指指腹揉按，能防治咳嗽、气喘等。②艾灸：用艾条温和灸，可缓解因肺气不足引起的咳喘。③刮痧：用面刮法刮拭，能清泻肺热。

功效主治 有清降肺浊、润脾除燥的作用。主治咳嗽、咳喘、干呕等症。

LU5 尺泽

定位 位于肘横纹中，肱二头肌腱桡侧凹陷处。

穴位疗法 ①按摩：用大拇指弹拨，能防治气管炎、咳嗽、过敏、膝关节疼痛等。②艾灸：用艾条温和灸5～20分钟，可缓解肘痛、上肢痹痛。③刮痧：用面刮法从上向下刮拭3～5分钟，可治疗咳喘、心烦、呕吐等。

功效主治 有清肺热、平喘咳的作用。主治气管炎、咳嗽、咳喘、心烦等症。

孔最·列缺·经渠·太渊·鱼际·少商

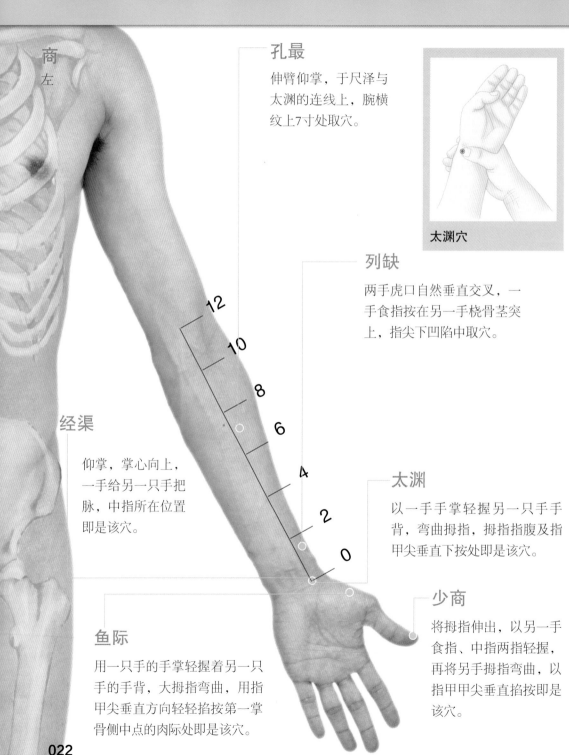

商
左

孔最

伸臂仰掌，于尺泽与太渊的连线上，腕横纹上7寸处取穴。

太渊穴

列缺

两手虎口自然垂直交叉，一手食指按在另一手桡骨茎突上，指尖下凹陷中取穴。

经渠

仰掌，掌心向上，一手给另一只手把脉，中指所在位置即是该穴。

12
10
8
6
4
2
0

太渊

以一手手掌轻握另一只手手背，弯曲拇指，拇指指腹及指甲尖垂直下按处即是该穴。

鱼际

用一只手的手掌轻握着另一只手的手背，大拇指弯曲，用指甲尖垂直方向轻轻掐按第一掌骨侧中点的肉际处即是该穴。

少商

将拇指伸出，以另一手食指、中指两指轻握，再将另手拇指弯曲，以指甲甲尖垂直掐按即是该穴。

LU6 孔最

定位 位于前臂掌面桡侧，尺泽穴与太渊穴连线上，腕横纹上7寸处。

穴位疗法 ①按摩：用大拇指弹拨能防治肺部疾患。②艾灸：用艾条温和灸，可缓解前臂冷痛。③拔罐：拔气罐，留罐5～10分钟，可缓解前臂酸痛。④刮痧：用面刮法刮拭，可改善咽痛、头痛。

功效主治 有清热止血、润肺理气的作用。主治肺部疾病、前臂酸痛、头痛等症。

LU7 列缺

定位 位于前臂桡侧缘，桡骨茎突上方，腕横纹上1.5寸，当肱桡肌与拇长展肌腱之间。

穴位疗法 ①按摩：用大拇指揉按能清肺热。②艾灸：用雀啄灸可改善桡骨茎突腱鞘炎。③刮痧：用角刮法刮拭可治疗头痛等。

功效主治 有止咳平喘、通经活络的作用。主治肺部疾病、头痛、哮喘、颈痛、咽痛等症。

LU8 经渠

定位 位于前臂掌面桡侧，桡骨茎突与桡动脉之间凹陷处，腕横纹上1寸。

穴位疗法 ①按摩：用大拇指弹拨能防治肺部疾患。②艾灸：温和灸可缓解前臂冷痛。③刮痧：用角刮法刮拭可治疗咳喘、呕吐等。

功效主治 有宣肺利咽的作用。主治肺部疾病、前臂冷痛、疟疾、气喘等症。

LU9 太渊

定位 位于腕掌侧横纹桡侧，桡动脉搏动处。

穴位疗法 ①按摩：用大拇指按压片刻，然后松开，反复5～10次，可改善手掌冷痛麻木。②艾灸：用艾条温和灸，可缓解胸闷、乳房肿痛。③刮痧：用角刮法刮拭，可治疗目赤发热、便血等。

功效主治 有止咳化痰、通调血脉的作用。主治咯血、胸闷、手掌冷痛麻木等症。

LU10 鱼际

定位 位于第一掌骨中点之桡侧，赤白肉际处。

穴位疗法 ①按摩：用拇指指尖掐揉可缓解咳嗽、咽痛。②艾灸：用艾条温和灸可治疗牙痛。③刮痧：旋转回环刮拭可治疗咽痛等。

功效主治 有泻热利咽的作用。主治咳嗽、咽痛、咯血等症。

LU11 少商

定位 位于人体的手拇指末节桡侧，距指甲角0.1寸。

穴位疗法 ①按摩：用大拇指指尖用力掐揉可治疗中暑、中风昏迷。②艾灸：在穴上涂抹凡士林，直接灸少商穴，可改善神志恍惚、言语错乱。③刮痧：用角刮法刮拭，可治疗咳嗽、咽痛等。

功效主治 有清肺止痛、解表退热的作用。主治咽痛、身热、中暑、中风昏迷等症。

十四 经 脉

2 **手阳明大肠经**

手阳明大肠经起于食指桡侧端（商阳穴），经过手背行于上肢伸侧前缘，上肩，至肩关节前缘，向后与督脉在大椎穴处相会，再向前下行入锁骨上窝（缺盆），进入胸腔络肺，通过膈肌下行，入属大肠。其分支从锁骨上窝上行，经颈部至面颊，入下齿中，回出夹口两旁，左右交叉于人中，至对侧鼻翼旁，经气于迎香穴处与足阳明胃经相接。

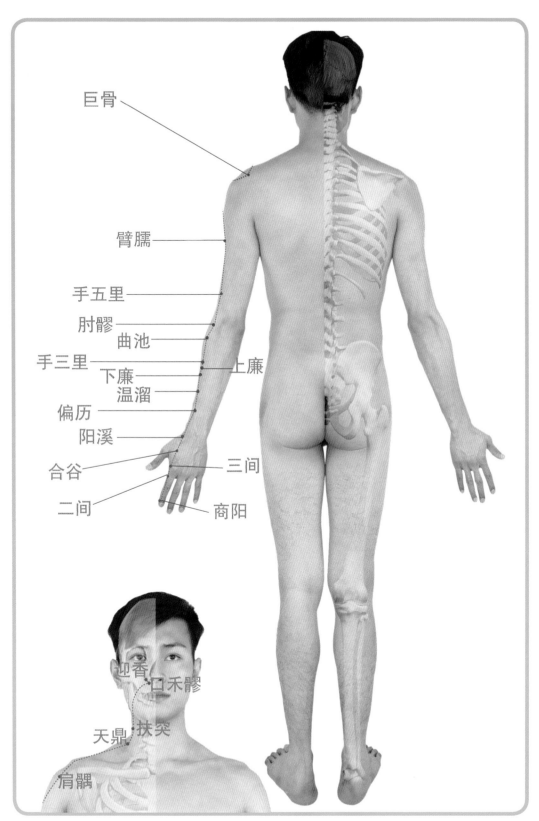

巨骨

臂臑

手五里
肘髎
曲池
手三里
下廉　　　　上廉
温溜
偏历
阳溪
合谷　　　　三间
二间　　　商阳

迎香
口禾髎
天鼎　扶突
肩髃

商阳·二间·三间·合谷·阳溪

商阳

左手掌背朝上，屈曲右手大拇指以指甲尖垂直掐按靠大拇指侧的指甲根处即是。

二间

自然弯曲食指，第2掌指关节前缘，靠大拇指指侧，触之有凹陷处即是。

三间

微握拳，第2掌指关节后缘，触之有凹陷即是。

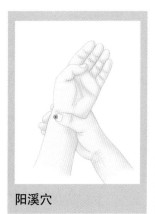

阳溪穴

合谷

轻握拳，大拇指、食指指尖轻触，另一手握拳外，大拇指指腹垂直下压即是（以一手拇指的指间关节横纹正对另一手拇食指之间的指蹼缘上，压向第二掌骨方向，当拇指尖所指处是穴）。

阳溪

手掌侧放，大拇指伸直向上翘起，腕背桡侧有一凹陷处即是。

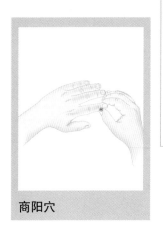

商阳穴

LI1 商阳

定位 位于食指末节桡侧，距指甲角0.1寸。

穴位疗法 ①按摩：用大拇指指尖用力掐按3～5分钟，能够治疗中风昏迷、中暑、咽喉肿痛。②艾灸：用艾条温和灸5～20分钟，每日一次，可改善下牙痛、耳鸣、耳聋等疾病。

功效主治 有清热解表、苏厥开窍的作用。主治中风昏迷、中暑、咽喉肿痛、牙痛、耳鸣等。

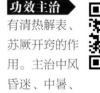

LI2 二间

定位 位于手食指本节（第二掌指关节）前，桡侧凹陷处。

穴位疗法 ①按摩：用大拇指按揉100～200次，能够防治咽喉及眼部疾病。②艾灸：用艾条温和灸5～20分钟，每日一次，可改善咽喉肿痛、湿疹。

功效主治 有解表、利咽、消炎症的作用。主治咽喉及眼部疾病。

LI3 三间

定位 位于手食指本节（第二掌指关节）后，桡侧凹陷处。

穴位疗法 ①按摩：用大拇指按揉100～200次，能够防治咽喉及眼部疾病。②艾灸：用艾条温和灸5～20分钟，可缓解腹痛、腹泻。③刮痧：用角刮法垂直上下刮拭三间穴，可改善咽喉肿痛。

功效主治 有清热止痛、利咽的作用。主治咽喉及眼部疾病。

LI4 合谷

定位 位于在手背，第一、二掌骨间，当第二掌骨桡侧的中点处。

穴位疗法 ①按摩：用大拇指指尖用力掐揉可治疗急性腹痛、头痛。②艾灸：用艾条温和灸，可治疗头面部一切疾患。③刮痧：用角刮法从上而下刮拭合谷穴，可改善头晕、头痛。

功效主治 有镇静止痛、通经活络的作用。主治头痛、头晕、目赤肿痛、下牙痛、面肿。

LI5 阳溪

定位 位于腕背横纹桡侧，手拇指向上翘起时，当拇短伸肌腱与拇长伸肌腱之间的凹陷中。

穴位疗法 ①按摩：用大拇指按揉能治疗咽部及口腔疾病。②艾灸：用艾条温和灸，可改善目赤肿痛、牙痛、腰痛等症。③刮痧：用角刮法从上而下刮拭，可缓解发热无汗、头痛、牙痛等症。

功效主治 有清热散风、止痛利关节的作用。主治咽部及口腔疾病、腰痛。

偏历 · 温溜 · 下廉 · 上廉 · 手三里

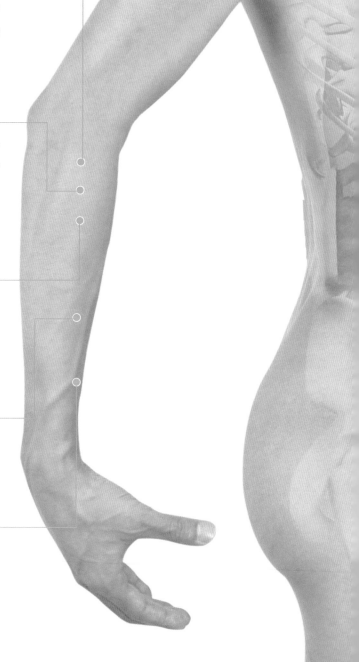

手三里

先找到曲池穴、阳溪穴，两者连线，从曲池穴向下量取3横指处即是。

上廉

先找到曲池穴、阳溪穴，两者连线，从曲池穴向下量取4横指处即是。

下廉

侧腕屈肘，以手掌按另一手臂，大拇指位于肘弯处，小指所在位置即是。

温溜

先确定阳溪穴的位置，向上量取7横指处即是。

偏历

两手虎口垂直交叉，中指端落于前臂背面处的凹陷处即是。

LI6 偏历

定位 位于前臂，腕背侧横纹上3寸，阳溪与曲池连线上。

穴位疗法 ①按摩：用大拇指按揉，能够缓解牙痛、腹痛、耳鸣症。②艾灸：用艾条温和灸5~20分钟，可改善前臂冷痛。③刮痧：用面刮法从上而下刮拭，可清肝利火，清热利尿。

功效主治 有清热利尿、通经活络的作用。主治牙痛、腹痛、前臂痛、前臂冷痛。

LI7 温溜

定位 位于前臂背面桡侧，当阳溪与曲池的连线上，腕横纹上5寸。

穴位疗法 ①按摩：用大拇指按揉，能防治鼻出血、牙痛、腹痛等症。②艾灸：用艾条温和灸，可改善前臂冷痛。③刮痧：用面刮法从上而下刮拭，可缓解扁桃体炎、口腔炎。

功效主治 有清热消炎的作用。主治鼻出血、牙痛、前臂痛、腹痛、口腔炎。

LI8 下廉

定位 位于前臂背面桡侧，当阳溪与曲池连线上，肘横纹下4寸处。

穴位疗法 ①按摩：用大拇指按揉，能够治疗腹痛、腹胀等症。②艾灸：用艾条温和灸，可改善腹痛、头痛等症。③刮痧：用面刮法从上而下刮拭，可调理肠腑，通经活络。

功效主治 有调理肠胃、通经活络的作用。主治腹痛腹胀、前臂痛、头痛、风湿痹痛。

LI9 上廉

定位 位于前臂背面桡侧，当阳溪与曲池连线上，肘横纹下3寸处。

穴位疗法 ①按摩：用大拇指按揉能够治疗腹痛、上肢痹痛。②艾灸：涂抹适量凡士林后，将艾炷置于穴上，常规灸3~5分钟，可改善肠鸣泄泻。③刮痧：用面刮法刮拭，可缓解头痛、牙痛等。

功效主治 有防治肩周、理肠胃的作用。主治腹痛、上肢痹痛、肠鸣泄泻。

LI10 手三里

定位 位于前臂背面桡侧，当阳溪与曲池的连线上，肘横纹下2寸。

穴位疗法 ①按摩：用大拇指按揉，能够治疗上肢痹痛。②艾灸：用艾条温和灸可缓解头痛等症。③拔罐：拔气罐，留罐5~10分钟，可改善肩臂酸痛。④刮痧：用面刮法刮拭，能清热明目。

功效主治 有清热明目、调理肠胃的作用。主治目痛、上肢痹痛、腹痛泄泻。

曲池·肘髎·手五里·臂臑·肩髃

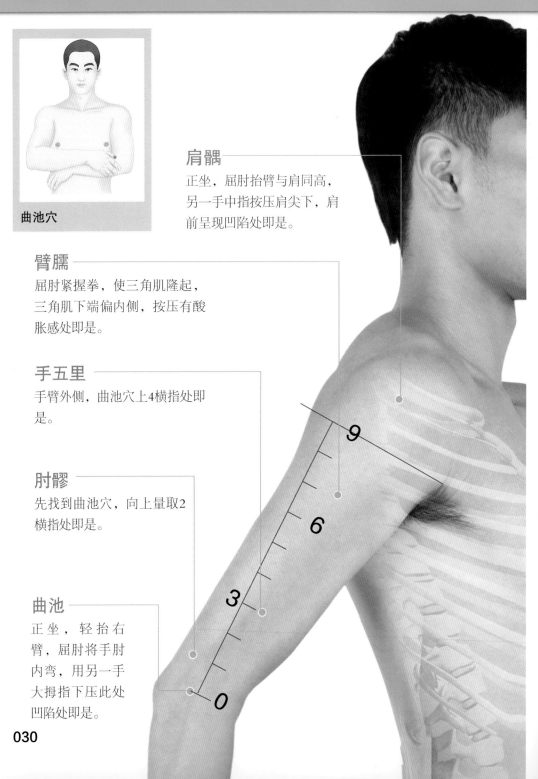

曲池穴

肩髃
正坐，屈肘抬臂与肩同高，
另一手中指按压肩尖下，肩
前呈现凹陷处即是。

臂臑
屈肘紧握拳，使三角肌隆起，
三角肌下端偏内侧，按压有酸
胀感处即是。

手五里
手臂外侧，曲池穴上4横指处即
是。

肘髎
先找到曲池穴，向上量取2
横指处即是。

曲池
正坐，轻抬右
臂，屈肘将手肘
内弯，用另一手
大拇指下压此处
凹陷处即是。

LI11 曲池

定位 位于肘横纹外侧端，当尺泽与肱骨外上髁连线中点。

穴位疗法 ①按摩：用大拇指弹拨，可防治肩臂肘疼痛。②艾灸：用艾条温和灸，可改善肘痛、上肢痹痛。③刮痧：用面刮法从上向下刮拭，可治疗咽喉肿痛、便秘、发热等。

功效主治 有清热和营、降逆活络的作用。主治肩臂肘疼痛、咽喉肿痛、便秘、头痛、发热。

LI12 肘髎

定位 位于臂外侧，曲池上方1寸，当肱骨边缘处。

穴位疗法 ①按摩：用大拇指弹拨3~5分钟，能防治肩臂肘疼痛麻木。②艾灸：用艾条温和灸5~20分钟，可用于治疗上肢痹痛、肘痛。③刮痧：用面刮法从上向下刮拭，隔天一次，可治疗上肢不举、麻木等。

功效主治 有舒筋活络的作用。主治上肢痹痛、肩臂肘疼痛麻木。

LI13 手五里

定位 位于臂外侧，当曲池与肩髃连线上，肘横纹上3寸处。

穴位疗法 ①按摩：用大拇指弹拨，能防治肩臂肘疼痛。②艾灸：用艾条温和灸，可改善上肢痹痛、肘痛、咳嗽等疾病。③刮痧：用面刮法从上向下刮拭，可治疗上肢不举、麻木等。

功效主治 有理气散结、舒经活络的作用。主治肩臂肘疼痛、乏力、咳嗽、咯血。

LI14 臂臑

定位 位于臂外侧，三角肌止点处，当曲池与肩髃的连线上，曲池上7寸。

穴位疗法 ①按摩：用大拇指按揉可防治肩臂痛。②艾灸：用艾条温和灸可改善肩臂痹痛、目痛。③拔罐：拔气罐，留罐5~10分钟，可改善肩臂酸痛。④刮痧：用面刮法刮拭，可缓解颈痛等。

功效主治 有清热明目、通经通络的作用。主治颈痛、肩臂疼痛、目痛。

LI15 肩髃

定位 位于肩部三角肌上，臂外展或向前平伸时，当肩峰前下方凹陷处。

穴位疗法 ①按摩：用大拇指按揉可防治肩臂疼痛。②艾灸：用艾条温和灸，可改善肩臂痹痛。③拔罐：拔气罐，留罐5~10分钟，可改善肩臂酸痛。④刮痧：用角刮法刮拭可缓解风热瘾疹。

功效主治 有通经活络的作用。主治肩臂痹痛、上肢不遂。

巨骨·天鼎·扶突·口禾髎·迎香

口禾髎
鼻孔外缘直下，平鼻唇沟上1/3处即是。

迎香
双手食指中指并拢，中指指尖贴鼻翼两侧，食指指尖处即是。

扶突
头微侧，手指置于平喉结的胸锁突肌肌腹中点，按压有酸胀感处即是。

天鼎
先找到扶突穴，再找到锁骨上窝中央，两者连线中点处即是。

巨骨
沿着锁骨向外摸至肩峰端，再找背部肩胛冈，两者之间凹陷处即是。

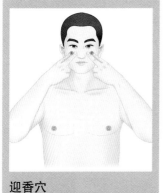

迎香穴

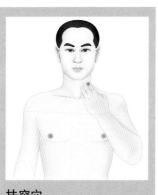

扶突穴

LI16 巨骨

定位 位于肩上部，当锁骨肩峰端与肩胛冈之间凹陷处。

穴位疗法 ①按摩：用大拇指按揉可防治肩臂疼痛。②艾灸：用艾条温和灸可改善肩周炎。③拔罐：拔气罐，留罐5～10分钟，可改善肩臂酸痛。④刮痧：用点按法刮拭，可治疗瘰疬、惊痫。

LI17 天鼎

定位 位于颈外侧部，胸锁乳突肌后缘，横平环状软骨。

穴位疗法 ①按摩：用大拇指按揉，可防治肩臂疼痛、颈痛。②艾灸：用艾条温和灸5～20分钟，可改善颈痛、肩周炎。③刮痧：用面刮法从上向下刮拭，可缓解咽痛、喉痹、瘿气等。

功效主治
有清利咽喉、理气散结的作用。主治肩臂疼痛、颈痛、咽痛、喉痹。

LI18 扶突

定位 位于颈外侧部，当胸锁乳突肌前、后缘之间，与甲状软骨喉结相平处。

穴位疗法 ①按摩：用大拇指按揉扶突穴100～200次，可防治落枕、咳嗽。②艾灸：用艾条温和灸5～20分钟，可治疗颈部疾病。③刮痧：用刮痧板从上向下刮拭3～5分钟，可缓解颈痛、肩臂疼痛、咽痛、喉痹、瘿气、呃逆等。

功效主治
有清咽消肿，理气降逆的作用。主治落枕、咳嗽、颈痛、肩臂疼痛、咽痛。

LI19 口禾髎

定位 位于上唇部，鼻孔外缘直下，横平人中沟上1/3与下2/3交点。

穴位疗法 按摩：用大拇指按揉口禾髎穴100～200次，每天坚持，可防治鼻部疾患。

功效主治
有防治鼻部疾病的作用。主治鼻炎、鼻塞等鼻部疾病。

LI20 迎香

定位 位于面部，鼻唇沟内的上段，横平鼻翼中部，口禾髎穴外上方1寸处。

穴位疗法 ①按摩：用大拇指按揉迎香穴100～200次，每天坚持，可防治鼻部疾患。②刮痧：用角刮法从上向下刮拭迎香穴3～5分钟，隔天一次，可以治疗一切鼻疾。

功效主治
有祛风通窍的作用。主治鼻部疾患。

十四 经 脉

3 足阳明胃经

足阳明胃经起于眼眶下的承泣穴，从头走足，行于面前部，至胸部，行于任脉旁4寸，走腹部行于脐旁2寸经下肢外侧前沿，止于足次趾的外侧甲角旁的厉兑穴，在此跟足太阴脾经交会。

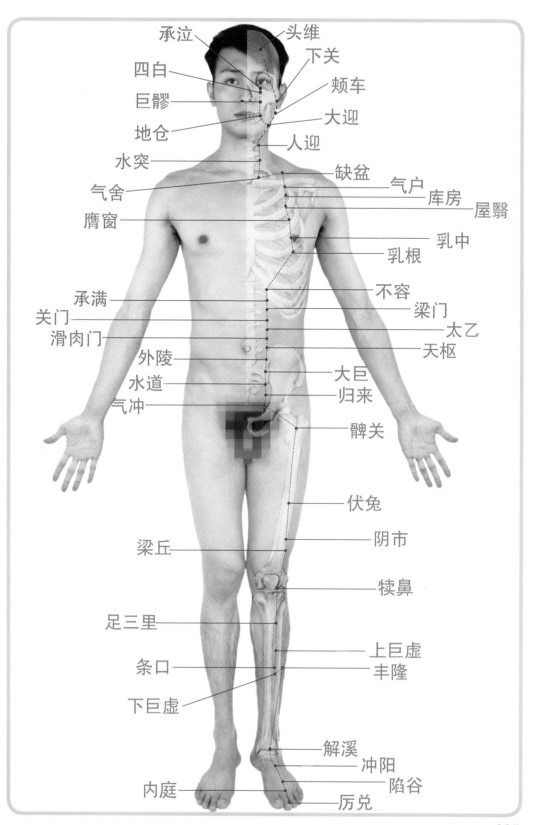

承泣　头维
四白　下关
巨髎　颊车
地仓　大迎
人迎
水突　缺盆
气舍　气户
　　　库房
膺窗　屋翳
　　　乳中
　　　乳根
承满　不容
关门　梁门
滑肉门　太乙
外陵　天枢
水道　大巨
气冲　归来
　　　髀关
　　　伏兔
梁丘　阴市
　　　犊鼻
足三里
　　　上巨虚
条口　丰隆
下巨虚
　　　解溪
　　　冲阳
　　　陷谷
内庭　厉兑

承泣·四白·巨髎·地仓·大迎

承泣

食指、中指伸直并拢，中指贴于鼻侧，食指指尖位于下眼眶边缘处即是。

巨髎

直视前方，沿瞳孔垂直线向下，与鼻翼下缘水平线交点凹陷处即是。

四白

食指、中指伸直并拢，中指贴于两侧鼻翼，食指指尖所按处有一凹陷处即是。也可顺着承泣穴向下摸，有酸胀感处即是。

地仓

轻闭口，举两手，用食指指甲垂直下压唇角外侧两旁即是。

大迎

正坐，闭口鼓气，下颌角前下方有一凹陷，下端按之有搏动感处即是。

ST1 承泣

定位 位于面部，瞳孔直下，当眼球与眶下缘之间。

穴位疗法 ①按摩：用食指指尖揉按承泣穴100次，每天坚持，可防治眼部疾病。②刮痧：用角刮法由内向外刮拭承泣穴，以局部皮肤发红为度，隔天一次，有清热、温通气血的功效。

功效主治 有散风清热、明目止泪的作用。主治眼部疾病。

ST2 四白

定位 位于眼眶下缘正中直下1横指处。

穴位疗法 ①按摩：用食指指腹揉按四白穴60~100次，每天坚持按摩，能改善视力，防治眼部疾患。②刮痧：用角刮法由内向外刮拭四白穴，有通络明目的功效。

功效主治 有祛风明目、通经活络的作用。主治眼部疾患。

ST3 巨髎

定位 位于瞳孔直下，平鼻翼下缘处，当鼻唇沟外侧。

穴位疗法 ①按摩：用食指指腹揉按100~200次，每天坚持按摩可治面瘫、近视、远视。②刮痧：用角刮法由内向外刮拭2~3分钟，可祛风清热，治疗目赤肿痛、牙痛、目翳。

功效主治 有治疗头面五官疾病的作用。主治面瘫、近视、远视、目赤肿痛、牙痛。

ST4 地仓

定位 位于面部，口角外侧，上直对瞳孔。

穴位疗法 ①按摩：用大拇指指腹揉按100~200次，可治疗口角歪斜、流涎。②刮痧：取刮痧板从口角外侧一直刮至耳垂下，刮拭地仓穴2~3分钟，一天一次，治疗面部神经麻痹、三叉神经痛。

功效主治 有祛风止痛、舒筋活络等作用。主治口角歪斜、流涎、面部神经麻痹、三叉神经痛。

ST5 大迎

定位 位于面部，下颌角前方咬肌附着部前缘，当面动脉搏动处。

穴位疗法 ①按摩：用大拇指指腹揉按3分钟，可防治面瘫、牙痛等。②艾灸：用艾条温和灸10~15分钟，治疗眼睑痉挛、颌面部蜂窝织炎等。③刮痧：用角刮法刮拭2~3分钟，可治疗面肌痉挛、三叉神经痛等。

功效主治 牙面疼痛寻大迎。主治面瘫、牙痛、面肌痉挛。

颊车·下关·头维·人迎·水突

头维
正坐，食指、中指并拢，中指指腹位于头侧部发际点处，食指指腹处即是。

下关
闭口，食指、中指并拢，食指贴于耳垂旁，中指指腹处即是。

颊车
上下牙关咬紧时，隆起的咬肌高点处，按之凹陷处即是。

人迎
正坐，从喉结往外侧量2横指，可感胸锁乳肌前缘动脉搏动处即是。

水突
找到人迎穴、气舍穴，两者连线中点即是。

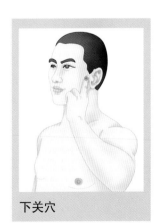

下关穴

ST6 颊车

定位 位于下颌角前上方量1横指处。

穴位疗法 ①按摩：用大拇指指腹每天揉按，可治疗腮腺炎、下颌关节炎、咀嚼肌痉挛等。②艾灸：用艾条温和灸10～15分钟，有清热通络的功效，可治疗脑血管疾病、甲状腺肿大等。③刮痧：用角刮法刮拭，可治疗面部神经麻痹、牙髓炎、冠周炎等。

功效主治 有治疗面神经疾病的作用。主治下颌关节炎、咀嚼肌痉挛、面部神经麻痹。

ST7 下关

定位 闭口，以食指第一关节宽度，由耳屏向前量取1横指处即为下关穴。

穴位疗法 ①按摩：用两指指腹每天揉按可治疗颞颌关节炎、口眼歪斜等。②艾灸：用艾条温和灸下关穴，有祛火聪耳的功效。③刮痧：用角刮法由上向下轻柔刮拭，有清热止痛的功效。

功效主治 有治疗面部疾病的作用。主治颞颌关节炎、口眼歪斜、牙痛。

ST8 头维

定位 位于头侧部，当额角发际上0.5寸，头正中线旁4.5寸。

穴位疗法 ①按摩：用大拇指指腹按摩3～5分钟，可治疗中风后遗症、高血压等。②刮痧：用面刮法由前向后刮拭2～3分钟，以出痧为度，可治疗视物不明、前额神经痛、偏头痛等。

功效主治 头脑清，头维按。主治中风后遗症、高血压、前额神经痛、偏头痛。

ST9 人迎

定位 位于颈部，喉结旁，当胸锁乳突肌的前缘，颈总动脉搏动处。

穴位疗法 ①按摩：两指指腹揉按人迎穴100～200次，长期按摩，对咽喉肿痛、气喘、高血压等具有良好的疗效。②刮痧：用角刮法由上向下轻柔刮拭，可治疗瘰疬、瘿气等。

功效主治 有利咽散结、理气降逆的作用。主治咽喉肿痛、气喘、瘰疬、瘿气。

ST10 水突

定位 位于人体的颈部，胸锁乳突肌的前缘，当人迎穴与气舍穴连线的中点。

穴位疗法 ①按摩：两指指腹揉按对支气管炎、咽喉炎等有良好的疗效。②艾灸：用艾条温和灸，有理气止痛、止咳平喘的功效。③刮痧：用角刮法由上向下轻柔刮拭，可治疗咽喉肿痛。

功效主治 有清热利咽、降逆平喘的作用。主治支气管炎、咽喉炎、咽喉肿痛。

气舍·缺盆·气户·库房·屋翳

气舍

先找到人迎穴，直下，锁骨上缘处即是。

缺盆

正坐，乳中线直上锁骨上方有一凹陷，凹陷中点按压有酸胀感处即是。

气户

正坐仰靠，乳中线与锁骨下缘相交的凹陷中，按压有酸胀感处即是。

库房

正坐或仰卧，从乳头沿垂直线向上推3个肋间隙，按压有酸胀感处即是。

屋翳

正坐或仰卧，从乳头沿垂直线向上推2个肋间隙，按压有酸胀感处即是。

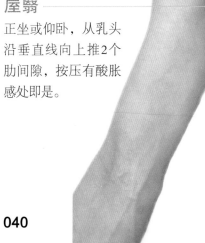

ST11 气舍

定位 位于人体的上胸部，锁骨根部稍中之处。

穴位疗法 ①按摩：将食指、中指并拢，两指指腹揉按100～200次，对颈项强直、落枕等有良好的疗效。②艾灸：用艾条温和灸10分钟，一天一次，可治疗呃逆、瘿瘤、瘰疬。③刮痧：用角刮法由上向下轻柔刮拭30次，可治疗咽喉肿痛。

功效主治 有止咳平喘、软坚散结的作用。主治颈项强直、落枕、呃逆、瘿瘤、瘰疬。

ST12 缺盆

定位 位于人体的锁骨上窝中央，距前正中线4寸。

穴位疗法 ①按摩：将食指、中指并拢，两指指腹压揉2～3分钟，可缓解咽喉肿痛、咳嗽、哮喘等。②刮痧：用角刮法沿锁骨刮拭2～3分钟，隔天一次，可防治颈部和肩部病症。

功效主治 有清咽止咳的作用。主治咽喉肿痛、咳嗽、哮喘。

ST13 气户

定位 位于胸部上，锁骨中点下缘，任脉旁开4寸。

穴位疗法 ①按摩：大拇指揉按2～3分钟，长期按摩，可改善呼吸，治疗哮喘。②艾灸：用艾条温和灸灸治气户穴10分钟，一天一次，可治呃逆、咳嗽、气喘。③刮痧：面刮法由上向下刮拭，以出痧为度，可治疗胸膜炎、胸肋支满、胸痛等。

功效主治 有止咳平喘的作用。主治胸膜炎、哮喘、呃逆、咳嗽。

ST14 库房

定位 位于胸部，第一肋间隙，距前正中线4寸。

穴位疗法 ①按摩：用指腹来回推按1～3分钟，可改善气喘、呼吸不畅等症。②艾灸：用艾条雀啄灸灸治，可治疗咳痰、咯血等症。③拔罐：拔火罐5～10分钟，可治疗胸肋胀痛、嗝逆等。④刮痧：用平刮法从上往下刮拭，可治疗咳嗽、气喘等症。

功效主治 有治胸肋胀痛、清热化痰的作用。主治气喘、呼吸不畅、咳痰、胸肋胀痛。

ST15 屋翳

定位 位于胸部，第二肋间隙，距前正中线4寸。

穴位疗法 ①按摩：用大拇指指腹来回揉按可改善气喘、呼吸不畅等症。②艾灸：用艾条回旋灸灸治，可治疗咳痰等症。③拔罐：拔火罐，留罐5～10分钟，可治疗胸肋胀痛、乳痈等症。④刮痧：用平刮法刮拭屋翳穴，可治疗咳嗽、气喘等症。

功效主治 有行气通乳的作用。主治气喘、呼吸不畅、咳痰、咯血、乳痈。

膺窗・乳中・乳根・不容・承满

膺窗

正坐或仰卧，从乳头沿垂直线向上推1个肋间隙，按压有酸胀感处即是。

乳中

在胸部，当第4肋间隙，乳头中央，距正中线4寸。

乳根

正坐或仰卧，从乳头直向下推1个肋间隙，按压有酸胀感处即是。

不容

仰卧，从肚脐向上两个4横指，再水平旁开3横指，按压有酸胀感处即是。

承满

仰卧，先找到不容穴，垂直向下量1横指，按压有酸胀感处即是。

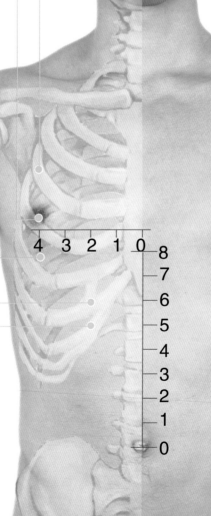

ST16 膺窗

定位 位于胸部，第三肋间隙，距前正中线4寸。

穴位疗法 ①按摩：用大拇指指腹点按1～3分钟，长期点按，可改善气喘、呼吸不畅等。②艾灸：用艾条温和灸灸治膺窗穴10分钟，一天一次，可治疗胸肋胀痛、急性乳腺炎、胸膜炎等症。③刮痧：用平刮法刮拭穴位，可治疗咳嗽、气喘等病症。

功效主治
有止咳消肿的作用。主治气喘、咳嗽、胸肋胀痛、急性乳腺炎、胸膜炎。

ST17 乳中

定位 位于胸部，第四肋间隙，乳头中央，任脉旁开4寸。

穴位疗法 按摩：用大拇指指腹点按乳中穴1～3分钟，长期点按，可改善气闷、乳腺疾病等。

功效主治
有调气醒神、疏通乳腺的作用。主治气闷、乳腺疾病。

ST18 乳根

定位 位于胸部，乳头直下，乳房根部，第五肋间隙，任脉旁开4寸。

穴位疗法 ①按摩：用指腹按揉可改善胸痛等。②艾灸：用艾条雀啄灸灸治可治疗乳汁不足等。③拔罐：拔火罐，留罐5～10分钟，可治疗乳腺增生等。④刮痧：用面刮法刮拭可治疗乳腺炎等。

功效主治
有通乳化瘀的作用。主治胸痛、肋间神经痛、乳腺炎、乳腺增生。

ST19 不容

定位 位于腹部，脐上6寸，任脉旁开2寸。

穴位疗法 ①按摩：用手掌大鱼际按揉2～3分钟，可改善腹满脘痛、喘咳等症。②艾灸：用艾条温和灸灸治10分钟，可治疗胸背痛等症。③拔罐：用闪罐法可治疗口干、腹虚鸣等症。④刮痧：用面刮法从上到下刮拭，以出可治疗呕吐、吐血等症。

功效主治
有和胃、止呕、止痛的作用。主治腹满脘痛、喘咳、胸背痛、呕吐、吐血。

ST20 承满

定位 位于腹部，脐上5寸，任脉旁开2寸。

穴位疗法 ①按摩：用手掌根部推按，可改善胃痛、食欲不振等症。②艾灸：用艾条温和灸灸治10分钟可治疗呃逆、吐血等症。③刮痧：用面刮法刮拭，可治疗肠鸣、呕吐等症。

功效主治
有健脾和胃的作用。主治胃痛、食欲不振、肠鸣、呕吐、胃痛。

梁门 · 关门 · 太乙 · 滑肉门 · 天枢

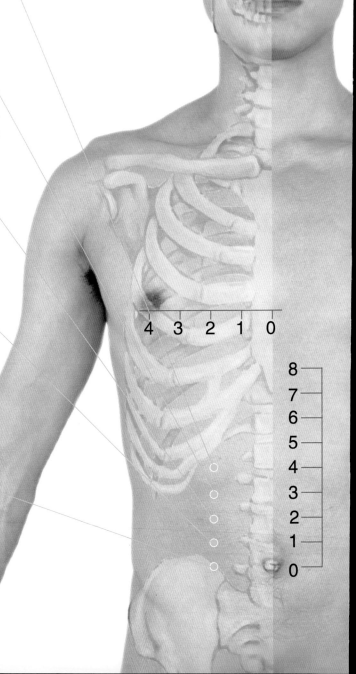

梁门

仰卧，取肚脐屯胸剑联合连线的中点，再水平旁开3横指处即是。

关门

仰卧，从肚脐沿前正中线向上量4横指，再水平旁开3横指处即是。

太乙

仰卧，从肚脐沿前正中线向上量3横指，再水平旁开3横指处即是。

滑肉门

仰卧，从肚脐沿前正中线向上量1横指，再水平旁开3横指处即是。

天枢

仰卧，肚脐旁开3横指，按压有酸胀感处即是。

ST21 梁门

定位 位于脐上4寸，任脉旁开2寸。

穴位疗法 ①按摩：用手掌根部从下往上推按可改善不思饮食、脘痛等症。②艾灸：用艾条温和灸灸治，可治疗腹中积气结痛等症。③拔罐：用火罐，留罐5～10分钟，可治疗脱肛、大便滑泄等症。④刮痧：用面刮法刮拭，可治疗肠鸣、呕吐等症。

功效主治 有调肠胃、消积滞的作用。主治不思饮食、脘痛、肠鸣、呕吐。

ST22 关门

定位 位于腹部，脐上3寸，任脉旁开2寸。

穴位疗法 ①按摩：用手指关节叩击，可改善胃痛、便秘等症。②艾灸：用艾条温和灸灸治，可治疗胃炎、胃痛等症。③拔罐：用闪罐法拔取关门穴，可治疗遗尿、水肿等症。④刮痧：用面刮法刮拭关门穴，可治疗肠鸣、呕吐等症。

功效主治 有调理肠胃、利水消肿的作用。主治胃痛、便秘、遗尿、水肿。

ST23 太乙

定位 位于上腹部，当脐上2寸，距前正中线旁开2寸。

穴位疗法 ①按摩：用手掌根部按揉2～3分钟，可改善胃病、心病等。②艾灸：用艾条悬灸法灸治5～10分钟，可治疗腹痛、腹胀等症。③拔罐：用火罐，留罐5～10分钟，可治疗肠鸣、水肿等症。④刮痧：用面刮法刮拭，可治疗肠鸣、呕吐等症。

功效主治 有治腹胀肠鸣的作用。主治腹痛、腹胀、肠鸣。

ST24 滑肉门

定位 位于上腹部，脐上1寸，距前正中线2寸。

穴位疗法 ①按摩：用手掌根部从下往上推按2～3分钟，可改善胃痛、胃不适等。②艾灸：用艾条悬灸法灸治5～10分钟，可治疗恶心、呕吐等。③拔罐：拔火罐，留罐10分钟，可治疗癫狂等症。④刮痧：用面刮法刮拭，可治疗肠鸣、呕吐等症。

功效主治 有健脾化湿、清心开窍的作用。主治胃痛、胃不适、恶心、呕吐、癫狂。

ST25 天枢

定位 位于腹部，脐中水平旁开2寸。

穴位疗法 ①按摩：用拇指指腹按揉可改善便秘、消化不良等症。②艾灸：用艾条回旋灸灸治，可治疗腹痛、腹胀等症。③拔罐：拔气罐，留罐10分钟，可治疗腹泻、痢疾等症。④刮痧：用角刮法刮拭，可治疗肠鸣、腹泻等症。

功效主治 有治疗大肠疾患的作用。主治便秘、消化不良、腹泻、痢疾。

外陵·大巨·水道·归来·气冲

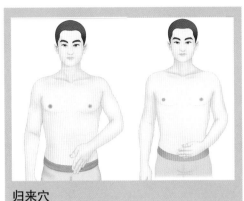

归来穴

外陵
仰卧，从肚脐沿前正中线向下量1横指，再水平旁开3横指处即是。

大巨
仰卧，从肚脐沿前正中线向下量3横指，再水平旁开3横指处即是。

水道
仰卧，从肚脐沿前正中线向下量4横指，再水平旁开3横指处即是。

归来
仰卧，从耻骨联合上缘沿前正中线向上量1横指，再水平旁开3横指处即是。

气冲
仰卧，从耻骨联合上缘中点水平旁开3横指处即是。

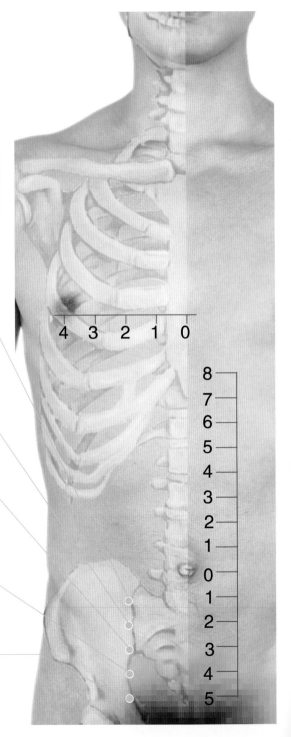

ST26 外陵

定位 位于腹部，脐下1寸，任脉旁开2寸。

穴位疗法 ①按摩：用手掌根部从上往下推按，可改善胃炎、肠炎等症。②艾灸：用艾条回旋灸灸治，可改善肠痉挛等症。③拔罐：用闪罐法拔大陵穴，可治疗肠炎、阑尾炎等症。④刮痧：用面刮法刮外陵穴，可治疗肠鸣、呕吐等症。

ST27 大巨

定位 位于腹部，当脐下2寸，距前正中线2寸。

穴位疗法 ①按摩：用大拇指指腹点按，可改善便秘、小便不利等症。②艾灸：用艾条温和灸灸治，可治疗小腹胀满、肠炎等症。③拔罐：拔气罐，留罐15分钟，可治疗膀胱炎、遗精、阳痿等症。④刮痧：用面刮法刮拭，可治疗肠鸣、呕吐等症。

ST28 水道

定位 位于腹部，脐下3寸，任脉旁开2寸。

穴位疗法 ①按摩：用拇指指腹点按水道穴1~3分钟，长期按摩，可改善小便不利、痛经等症。②艾灸：用艾条温和灸灸治水道穴10分钟，一天一次，可治疗小腹胀满、胀痛不适等症。

ST29 归来

定位 位于腹部，脐下4寸，任脉旁开2寸。

穴位疗法 ①按摩：用食指、中指指腹按揉归来穴3~5分钟，长期按摩，可改善疝气、月经不调等症。②艾灸：用艾条雀啄灸灸治归来穴5~10分钟，一天一次，可治疗腹痛、带下病等。

ST30 气冲

定位 位于腹部，脐下5寸，任脉旁开2寸。

穴位疗法 ①按摩：用食指、中指指腹按揉气冲穴3~5分钟，长期按摩，可改善月经不调、疝气等症。②艾灸：用艾条雀啄灸灸治5~10分钟，一天一次，可治疗肠鸣腹痛、月经不调等。

髀关·伏兔·阴市·梁丘·犊鼻

髀关

仰卧屈膝，大腿前髂前上棘与髌底外缘连线和会阴相平的连线交点即是。

伏兔

屈膝90度，手指并拢压腿上，掌后第1横纹中点按在髌骨外缘中点，中指尖端处即是。

阴市

正坐屈膝，髌底外侧直上量4横指，按压有痛感处即是。

梁丘

坐位，下肢用力蹬直，髌骨外上缘上方凹陷正中处即是。

犊鼻

坐位，下肢用力蹬直，膝盖下面外侧凹陷处即是。

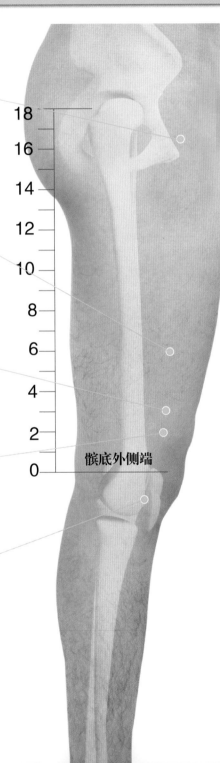

髌底外侧端

ST31 髀关

定位 位于大腿前面，髂前上棘与髌底外侧端的连线上，屈髋时，平会阴，居缝匠肌外侧凹陷处。

穴位疗法 ①按摩：手掌根部推按可改善腰痛、膝冷等。②艾灸：用艾条回旋灸灸治髀关穴5~10分钟，可治疗腹痛、腰痛膝冷等症。③刮痧：面刮法上往下刮拭，可治痿痹，腹痛等症状。

ST32 伏兔

定位 位于髂前上棘与髌骨外侧端的连线上，髌骨上缘上6寸。

穴位疗法 ①按摩：用手掌小鱼际敲击2~3分钟，可改善妇女诸疾。②艾灸：用艾条温和灸灸治5~10分钟，可治疗腹胀、腹痛等症。③刮痧：用面刮法刮拭，可治疗腰疼膝冷、下肢麻痹等症。

ST33 阴市

定位 位于大腿前面，髂前上棘与髌底外侧端的连线上，髌底上3寸。

穴位疗法 ①按摩：用拇指指腹点按，可改善屈伸不利、疝气等。②艾灸：用艾条温和灸灸治5~10分钟，可治疗腹胀、腹痛等症。③刮痧：用面刮法刮拭，可治疗腿膝痿痹、屈伸不利等症。

ST34 梁丘

定位 位于膝上2寸间。

穴位疗法 ①按摩：用大拇指指腹推按，可改善胃痉挛、膝关节痛等。②艾灸：用艾条温和灸灸治5~10分钟，可治疗腹胀、腹痛、腹泻等症。③拔罐：拔气罐，留罐10~15分钟，可治疗膝关节痛等症。④刮痧：用面刮法刮拭，可治疗胃酸过多、胃痉挛等症。

ST35 犊鼻

定位 屈膝，位于膝部髌骨与髌韧带外侧凹陷中。

穴位疗法 ①按摩：用手掌小鱼际敲击2~3分钟，可改善下肢麻痹、屈伸不利等。②艾灸：用艾条回旋灸灸治5~10分钟，一天一次，可治疗屈伸不利、脚气等症。③刮痧：用角刮法刮拭，可治疗膝痛、膝冷、下肢麻痹等症。

足三里·上巨虚·条口·下巨虚·丰隆

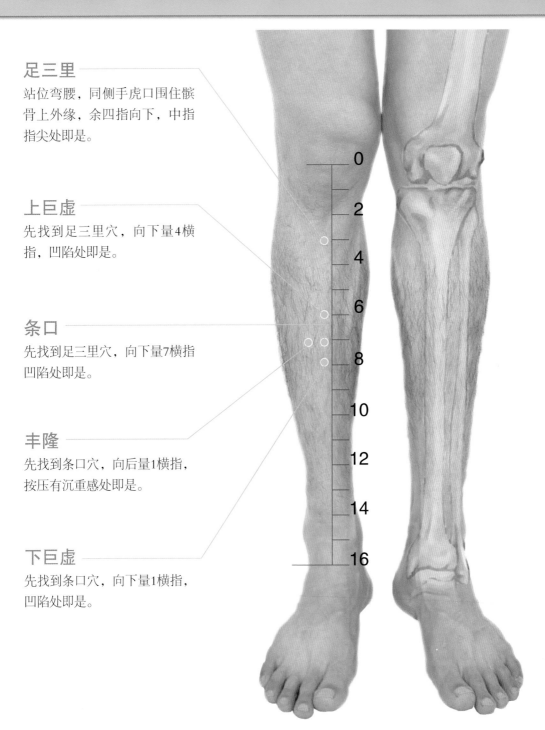

足三里

站位弯腰，同侧手虎口围住髌骨上外缘，余四指向下，中指指尖处即是。

上巨虚

先找到足三里穴，向下量4横指，凹陷处即是。

条口

先找到足三里穴，向下量7横指凹陷处即是。

丰隆

先找到条口穴，向后量1横指，按压有沉重感处即是。

下巨虚

先找到条口穴，向下量1横指，凹陷处即是。

0
2
4
6
8
10
12
14
16

ST36 足三里

定 位 位于犊鼻穴下3寸。

穴位疗法 ①按摩：用拇指指腹推按可改善消化不良、下肢痿痹等。②艾灸：用艾条温和灸灸治5~10分钟，可治疗腹胀、腹痛等症。③拔罐：拔气罐，留罐10~15分钟，可治疗水肿、消化不良等症。④刮痧：用面刮法刮拭，可治疗呕吐、腹胀、消化不良等症。

ST37 上巨虚

定 位 位于犊鼻穴下6寸，足三里穴下3寸。

穴位疗法 ①按摩：用拇指指腹推按可改善便秘、膝胫酸痛等。②艾灸：用艾条雀啄灸灸治5~10分钟，可治疗阑尾炎、胃肠炎等症。③拔罐：拔气罐，留罐5~10分钟，可治疗腹泻、便秘等症。④刮痧：用面刮法从上往下刮拭，可治疗腹痛、腹泻、便秘等症。

ST38 条口

定 位 位于前外侧，当犊鼻下8寸，距胫骨前缘1横指（中指）。

穴位疗法 ①按摩：用指关节推按可改善肩周炎等。②艾灸：用艾条回旋灸可治疗胃痉挛等。③拔罐：拔气罐，留罐5~10分钟，可治疗胃痉挛等。④刮痧：用面刮法刮拭，可治疗关节炎等。

ST39 下巨虚

定 位 位于小腿前外侧，当犊鼻下9寸，距胫骨前缘1横指（中指）。

穴位疗法 ①按摩：用指腹推按可改善下肢麻痹等。②艾灸：用艾条温和灸可治疗腹胀腹痛等。③拔罐：拔气罐，留罐5~10分钟，可治疗下肢麻痹等。④刮痧：用面刮法刮拭可治疗下肢麻痹等。

ST40 丰隆

定 位 位于小腿前外侧，当外踝尖上8寸，条口外，距胫骨前缘2横指（中指）。

穴位疗法 ①按摩：用拇指指腹点按可改善胸闷等。②艾灸：用艾条温和灸灸治可治疗咳嗽等。③拔罐：拔气罐，留罐5~10分钟，可治疗胸闷、眩晕等。④刮痧：用面刮法刮拭，可治疗热病等。

解溪 · 冲阳 · 陷谷 · 内庭 · 厉兑

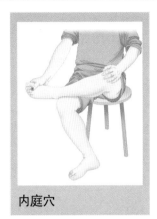

内庭穴

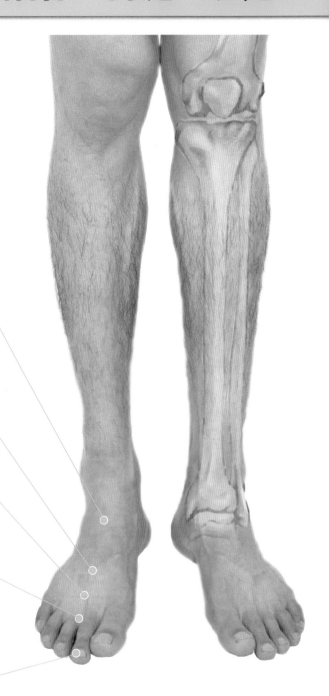

解溪

足背与小腿交界处的横纹中央
凹陷处，足背两条肌腱之间即
是。

冲阳

足背最高处，两条肌腱之间，
按之有动脉搏动感处即是。

陷谷

足背第2、3跖骨结合部前方凹
陷处，按压有酸胀感处即是。

内庭

足背第2、3趾之间，皮肤颜色
深浅交界处即是。

厉兑

足背第2趾趾甲内侧缘与趾甲下
缘各作一垂线交点处即是。

ST41 解溪

定位 位于小腿与足背交界处的横纹中央凹陷处，拇长伸肌腱与趾长伸肌腱之间。

穴位疗法 ①按摩：用拇指指腹推按可改善头痛等。②艾灸：用艾条回旋灸灸治可治疗踝关节周围组织扭伤、胃炎、肠炎等症。③刮痧：用角刮法刮拭，可治疗精神病、运动系统疾病等症。

ST42 冲阳

定位 位于足背最高处，当拇长伸肌腱和趾长伸肌腱之间，足背动脉搏动处。

穴位疗法 ①按摩：手掌敲击2～3分钟，可改善口眼歪斜、癫痫、胃病等。②刮痧：角刮法刮拭，可治面肿、齿痛等症。③艾条雀啄灸治5-10分钟，可治足痿无力、网球肘等症状。

ST43 陷谷

定位 位于足背，当第二、三跖骨结合部前方凹陷处。

穴位疗法 ①按摩：拇指按2～3分钟，可改善面目浮肿、目赤痛等。②艾灸：用艾条回旋灸灸治5～10分钟，可治疗疝气、足背肿痛等症。③刮痧：用角刮法从上到下循经刮拭穴位，潮红发热即可，隔天一次，可治疗腹痛胀满、肠鸣泄痢等病症。

ST44 内庭

定位 位于足背当第二、三跖骨结合部前方凹陷处。

穴位疗法 ①按摩：用拇指指尖点按2～3分钟，可改善口臭、胃热上冲、腹胀满等。②刮痧：用角刮法刮拭内庭穴，以出痧为度，隔天一次，可治疗肠疝痛、便秘、足背肿痛等症。③艾灸：艾条灸治5-10分钟，可治腹胀腹痛，小便出血、耳鸣等症状。

ST45 厉兑

定位 位于足第二趾末节外侧，距趾甲角0.1寸。

穴位疗法 ①按摩：用手指关节夹按2～3分钟，长期按摩，可改善咽喉肿痛、癫狂等。②艾灸：用艾条温和灸灸治厉兑穴5～10分钟，一天一次，可治疗腹胀腹痛、热病、多梦等症。

4 足太阴脾经

足太阴脾经起于足大趾内侧端隐白穴，沿内侧赤白肉际上行，过内踝的前缘，沿小腿内侧正中线上行，在内踝上8寸处，交出足厥阴肝经之前，上行沿大腿内侧前缘，进入腹部，属脾，络胃。向上穿过膈肌，沿食道两旁，连舌本，散舌下。其分支从胃别出，上行通过膈肌，注入心中，经气于此与手少阴心经相接。

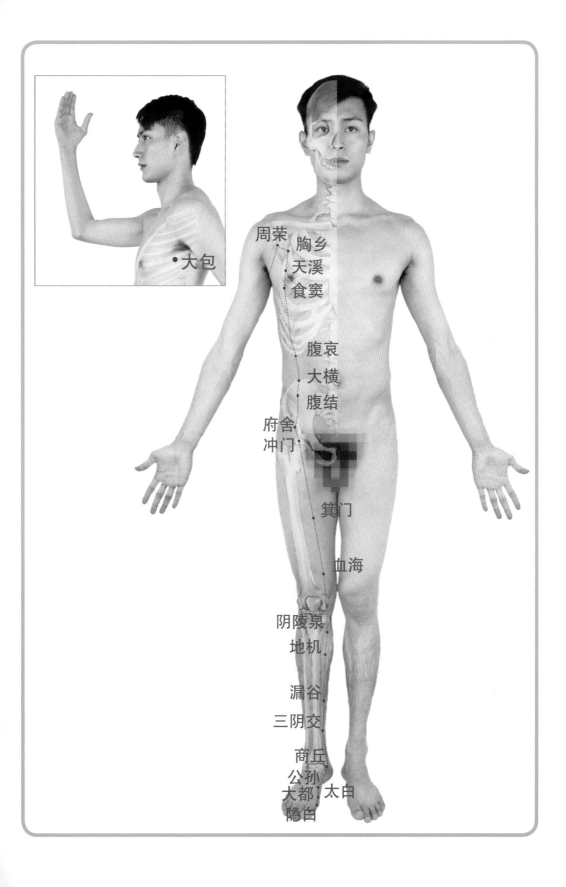

周荣　胸乡
　　　天溪
　　　食窦

腹哀
大横
腹结
府舍
冲门

箕门

血海

阴陵泉
地机

漏谷
三阴交
商丘
公孙
大都　太白
隐白

大包

隐白·大都·太白·公孙·商丘

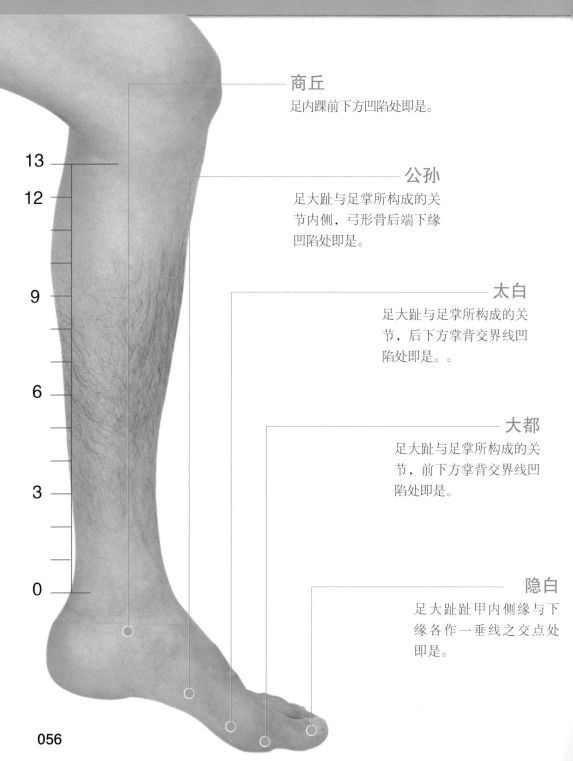

商丘
足内踝前下方凹陷处即是。

公孙
足大趾与足掌所构成的关节内侧，弓形骨后端下缘凹陷处即是。

太白
足大趾与足掌所构成的关节，后下方掌背交界线凹陷处即是。。

大都
足大趾与足掌所构成的关节，前下方掌背交界线凹陷处即是。

隐白
足大趾趾甲内侧缘与下缘各作一垂线之交点处即是。

SP1 隐白

定位 位于足大趾内侧趾甲角旁0.1寸的爪甲根部。

穴位疗法 ①按摩：用大拇指指尖用力掐按100～200次，可改善梦魇、癫狂。②艾灸：用艾条温和灸5～20分钟，每日一次，可治疗呕吐、流涎、昏厥、下肢寒痹等。

功效主治 有调经统血、健脾回阳的作用。主治呕吐、流涎、昏厥、下肢寒痹、癫狂。

SP2 大都

定位 位于足大趾内侧，第一跖趾关节前下方，赤白肉际处。

穴位疗法 ①按摩：用大拇指指尖用力掐揉100～200次，可改善梦魇、癫狂。②艾灸：用艾条温和灸5～20分钟，每日一次，可治疗泄泻、胃痛等，孕产妇禁灸。

功效主治 有和胃、泄热止痛的作用。主治泄泻、胃痛、癫狂。

SP3 太白

定位 位于跖区，第一跖趾关节近端赤白肉际凹陷处。

穴位疗法 ①按摩：用大拇指指尖用力掐揉100～200次，每天坚持，可改善腹胀、胃痛。②艾灸：用艾条温和灸5～20分钟，每日一次，可治疗寒湿泻、完谷不化等。③刮痧：用点刮法垂直刮拭15～30次，由轻至重，可改善肠鸣、腹泻。

功效主治 有健脾强消化的作用。主治腹胀、胃痛、完谷不化、肠鸣、腹泻。

SP4 公孙

定位 位于跖区，第一跖骨基底部的前下方，赤白肉际处。

穴位疗法 ①按摩：用人拇指指尖用力掐揉公孙穴100～200次，每天坚持，可改善腹痛。②艾灸：用艾条温和灸5～20分钟，每日一次，可治疗呕吐、水肿、胃痛等。

功效主治 有健脾胃、助消化的作用。主治腹痛、呕吐、水肿、胃痛等症。

SP5 商丘

定位 位于内踝前下方凹陷中，当舟骨结节与内踝尖连线的中点处。

穴位疗法 ①按摩：用大拇指指尖用力掐揉100～200次，可改善踝部疼痛。②艾灸：用艾条温和灸5～20分钟，可治疗便秘、肠鸣泄泻等。③刮痧：用点刮法垂直刮拭15～30次，每天一次，可改善肠鸣、腹泻。

功效主治 有健脾消食的作用。主治便秘、肠鸣、泄泻、腹胀。

三阴交·漏谷·地机·阴陵泉·血海

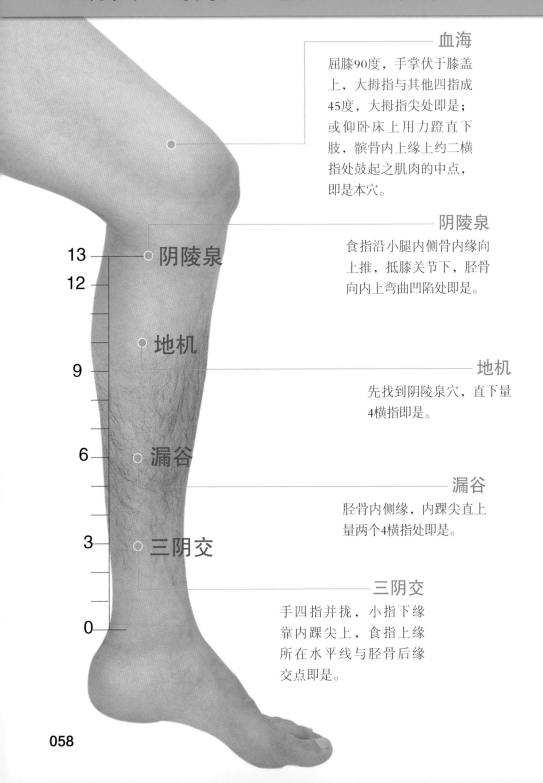

血海

屈膝90度，手掌伏于膝盖上，大拇指与其他四指成45度，大拇指尖处即是；或仰卧床上用力蹬直下肢，髌骨内上缘上约二横指处鼓起之肌肉的中点，即是本穴。

阴陵泉

食指沿小腿内侧骨内缘向上推，抵膝关节下，胫骨向内上弯曲凹陷处即是。

地机

先找到阴陵泉穴，直下量4横指即是。

漏谷

胫骨内侧缘，内踝尖直上量两个4横指处即是。

三阴交

手四指并拢，小指下缘靠内踝尖上，食指上缘所在水平线与胫骨后缘交点即是。

13
12
9
6
3
0

阴陵泉
地机
漏谷
三阴交

SP6 三阴交

定位 位于内踝尖上3寸，胫骨内侧面后缘。

穴位疗法 ①按摩：用大拇指按揉100~200次，能够治疗月经不调、腹痛、泄泻。②艾灸：用艾条温和灸5~20分钟，可改善水肿、疝气、痛经。③拔罐：拔气罐，留罐5~10分钟，可改善下肢疼痛。④刮痧：用角刮法从上向下刮拭3~5分钟，可缓解湿疹、水肿。

功效主治
有健脾利肝肾的作用。主治月经不调、腹痛、泄泻、水肿、疝气、痛经。

SP7 漏谷

定位 位于小腿内侧，内踝尖上6寸，当胫骨内侧面后缘。

穴位疗法 ①按摩：用大拇指揉按100~200次，可改善腹胀、腹痛。②艾灸：用艾条温和灸5~20分钟，可治疗小便不利、水肿等。③刮痧：用面刮法从上而下刮拭3~5分钟，可治疗肠鸣、腹泻。

功效主治
有除湿利尿健脾胃的作用。主治腹胀、腹痛、小便不利、水肿、肠鸣、腹泻。

SP8 地机

定位 位于小腿内侧，阴陵泉下3寸，胫骨内侧面后缘。

穴位疗法 ①按摩：用大拇指按揉100~200次，能够治疗泄泻、腹痛。②艾灸：用艾条温和灸5~20分钟，可改善水肿、小便不利、痛经。③刮痧：用面刮法从上而下刮拭3~5分钟，力度微重，出痧为度，可治疗食欲不振。

功效主治
有健脾渗湿、调经止带的作用。主治泄泻、水肿、小便不利、痛经、食欲不振。

SP9 阴陵泉

定位 位于小腿内侧，胫骨内侧髁下方与胫骨内侧缘之间的凹陷处。

穴位疗法 ①按摩：用大拇指按揉能够治疗各种脾胃病。②艾灸：用艾条温和灸5~20分钟，可改善痛经、水肿。③拔罐：拔气罐，留罐5~10分钟，隔天一次，可缓解膝痛、下肢疼痛等。④刮痧：用面刮法从上而下刮拭3~5分钟，出痧为度，可治疗暴泻。

功效主治
有清脾理热、宣泄水液的作用。主治各种脾胃病、小便不利、痛经、水肿。

SP10 血海

定位 位于髌骨内上缘上2寸，当股四头肌内侧头的隆起处。

穴位疗法 ①按摩：用大拇指按揉能够治疗崩漏、痛经。②艾灸：用艾条温和灸5~20分钟，可改善湿疹、膝痛等。③刮痧：用面刮法从上而下刮拭3~5分钟，可治疗月经不调、痛经。

功效主治
有调经统血、健脾化湿的作用。主治崩漏、痛经、湿疹、膝痛、月经不调。

箕门·冲门·府舍·腹结·大横

大横
仰卧，由乳头向下作与前正中线的平行线，再由脐中央作一水平线，交点处即是。

腹结
在肚脐中央下1.3寸，再旁开5横指处即是。

府舍
肚脐沿前正中线向下量5横指，再水平旁开5横指处即是。

冲门
腹股沟外侧可摸到搏动，搏动外侧按压有酸胀感处即是。

箕门
坐位绷腿，大腿内侧有一鱼状肌肉隆起，鱼尾凹陷处即是。

4 3 2 1 0

8
7
6
5
4
3
2
1
0
1
2
3
4
6

SP11 箕门

定位 位于股前区，髌底内侧端与冲门的连线上1/3与2/3交点，长收肌和缝匠肌交角的动脉搏动处。

穴位疗法 ①按摩：用大拇指按揉100～200次，能够治疗腹股沟痛。②艾灸：用艾条温和灸5～20分钟，可改善各种淋证、遗尿等。③拔罐：拔气罐，留罐5～10分钟，可改善小便不利。④刮痧：用面刮法从上而下刮拭3～5分钟，力度微重，出痧为度。隔天一次，可缓解热淋、血淋等。

SP12 冲门

定位 位于在腹股沟外侧，距耻骨联合上缘中点3.5寸，当髂外动脉搏动处的外侧。

穴位疗法 ①按摩：用大拇指按压冲门穴片刻，突然松开，反复5～10次，用于治疗下肢痹痛、麻木。②艾灸：用艾条温和灸5～20分钟，每日一次，可改善胎气上冲、疝气。

SP13 府舍

定位 位于下腹部，当脐中下4.3寸，距前正中线4寸。

穴位疗法 ①按摩：用大拇指按揉100～200次，可缓解腹股沟痛。②艾灸：用艾条温和灸5～20分钟，可改善腹胀、腹痛。

SP14 腹结

定位 位于下腹部，脐下1.3寸，距前正中线4寸。

穴位疗法 ①按摩：用大拇指按揉100～200次，能够治疗绕脐疼痛。②艾灸：用艾条温和灸5～20分钟，可改善腹胀、腹痛。③刮痧：用面刮法刮拭3～5分钟，可缓解泄泻。

SP15 大横

定位 位于腹中部，距脐中4寸。

穴位疗法 ①按摩：大拇指按100～200次，能治疗绕脐疼痛。②拔罐：用气罐留罐5～10分钟，隔天一次，可改善便秘。③刮痧：面刮法刮拭，出痧为度。隔天一次，可缓解泄泻。

腹哀·食窦·天溪·胸乡·周容·大包

周荣
仰卧，乳头旁开3横指，再
向上2个肋间隙处即是。

胸乡
仰卧，乳头旁开3横指，再
向上1个肋间隙处即是。

天溪
仰卧，乳头旁开3横指处，
乳头所在肋间隙即是。

食窦
仰卧，乳头旁开3横指，再
向下1个肋间隙处即是。

大包
正坐侧身或仰卧，沿腋中
线自上而下摸到第6肋间
隙处即是。

4 3 2 1 0

8
7
6
5
4
3
2
1
0
1
2
3
4
5

腹哀
仰卧，先找到大横穴，再
沿乳中线向上4横指，即
是本穴。

SP16 腹哀

定位 位于上腹部，当脐中上3寸，距前正中线4寸。

穴位疗法 ①按摩：大拇指按100～200次，能治疗消化不良、腹胀。②刮痧：面刮法刮拭3～5分钟，隔天一次，可缓解腹痛、便秘等。③艾灸：艾条温和灸5~20分钟，可改善绕脐痛。

SP17 食窦

定位 位于胸外侧部，当第五肋间隙，距前正中线6寸。

穴位疗法 ①按摩：用大拇指按揉100～200次，每天坚持，能够治疗胸胁胀痛。②艾灸：用艾条温和灸5～20分钟，每日一次，可改善水肿。

SP18 天溪

定位 位于胸外侧部，当第四肋间隙，距前正中线6寸处。

穴位疗法 ①按摩：用大拇指按揉天溪穴100～200次，每天坚持，能够治疗胸胁胀痛。②艾灸：用艾条温和灸5～20分钟，每日一次，可改善咳嗽。

SP19 胸乡

定位 位于胸外侧部，当第三肋间隙，距前正中线6寸。

穴位疗法 ①按摩：用大拇指按揉胸乡穴100～200次，每天坚持，能够治疗胸胁胀痛。②艾灸：用艾条温和灸5～20分钟，每日一次，可改善胸胁胀痛。

SP20 周荣

定位 位于胸外侧部，当第二肋间隙，距前正中线6寸。

穴位疗法 ①按摩：用大拇指按揉周荣穴100～200次，每天坚持，能够治疗胸胁胀痛。②艾灸：用艾条温和灸5～20分钟，每日一次，可改善咳嗽、胸胁胀痛等。

SP21 大包

定位 位于侧胸部，腋中线上，当第六肋间隙处。

穴位疗法 ①按摩：用大拇指按揉大包穴100～200次，每天坚持，能够治疗胸胁胀痛。②艾灸：用艾条温和灸5～20分钟，每日一次，可改善全身乏力酸痛。

5 手少阴心经

手少阴心经起于心中，出属心系，内行主干向下穿过膈肌，联络小肠；外行主干，从心系上肺，斜出腋下，沿上臂内侧后缘，过肘中，经掌后锐骨端，进入掌中，沿小指桡侧至末端，经气于少冲穴处与手太阳小肠经相接。

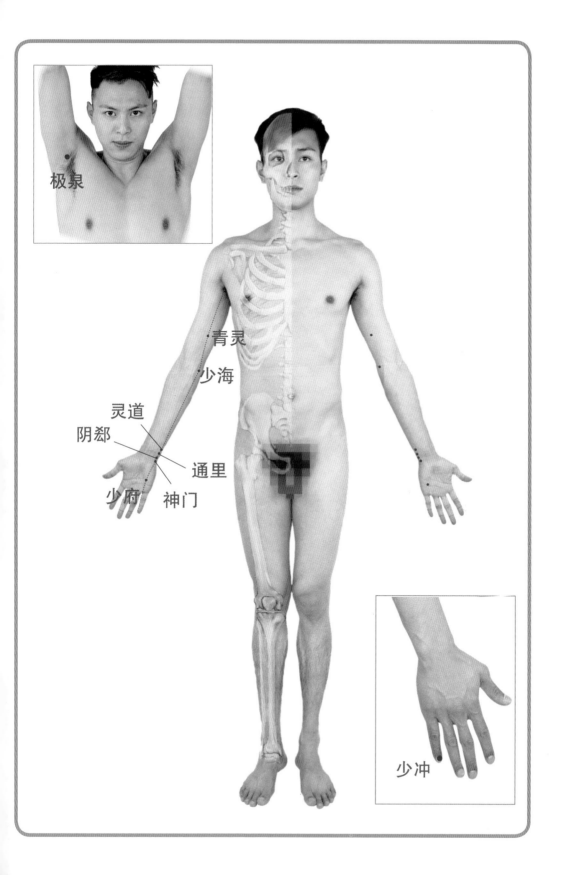

极泉

青灵

少海

灵道

阴郄

通里

少府

神门

少冲

极泉 · 青灵 · 少海 · 灵道 · 通里

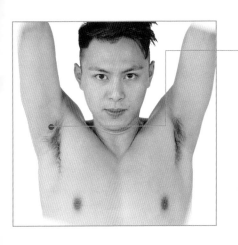

极泉
上臂外展，腋窝顶点可触摸到动脉搏动，按压有酸胀感处即是。

青灵
伸臂，确定少海穴与极泉穴位置，从少海穴沿二者连线量4横指处即是。

少海
屈肘90度，肘横纹内侧端凹陷处即是。

灵道
先找到神门穴，再向上量取1.5寸即是。

通里
仰掌用力握拳，沿两筋之间的凹陷，从腕横纹向上量1横指处即是。

12
10
8
6
4
2
0

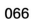

HT1 极泉

定位 位于上臂外展，腋窝正中，腋动脉搏动处。

穴位疗法 ①按摩：用大拇指按压片刻，然后松开，反复10~15次，可改善上肢冷痛麻木。②艾灸：用艾条温和灸5~20分钟，可缓解上肢冷痛、心悸气短。③刮痧：用角刮法从上向下刮拭3~5分钟，隔天一次，可治疗心烦、干呕。

功效主治 有健脑强心、通经活络的作用。主治心烦、心悸、上肢冷痛。

HT2 青灵

定位 位于手臂内侧，肘横纹上3寸，肱二头肌的内侧沟中。

穴位疗法 ①按摩：用大拇指弹拨青灵穴片刻，然后松开，反复10~15次，能防治上肢痹痛。②艾灸：用艾条温和灸，可缓解上肢痹痛、头痛。③拔罐：拔气罐，留罐5~10分钟，隔天1次，可缓解上臂疼痛。④刮痧：用面刮法从上向下刮拭3~5分钟，以出痧为度，可治疗黄疸、胁痛，隔日一次。

功效主治 有理气止痛的作用。主治上肢痹痛、胁痛、头痛。

HT3 少海

定位 位于屈肘，当肘横纹内侧端与肱骨内上髁连线的中点处。

穴位疗法 ①按摩：用大拇指弹拨少海穴片刻，然后松开，反复，能防治前臂麻木。②艾灸：用艾条回旋灸5~20分钟，可缓解高尔夫球肘等。③刮痧：用角刮法刮拭，治疗手臂麻木等。

功效主治 有理气通络、益心安神的作用。主治前臂麻木、高尔夫球肘、心痛、健忘。

HT4 灵道

定位 位于腕横纹上1.5寸，尺侧腕屈肌腱的桡侧缘。

穴位疗法 ①按摩：用大拇指弹拨灵道穴片刻，然后松开，反复10~15次，能防治前臂疼痛。②艾灸：用艾条雀啄灸5~20分钟，可缓解前臂冷痛、心痛等。③刮痧：用角刮法从上向下刮拭3~5分钟，以出痧为度，可治疗心痛、干呕等，隔日一次。

功效主治 有安神消痛的作用。主治前臂冷痛、心痛。

HT5 通里

定位 位于腕横纹上1寸，尺侧腕屈肌腱的桡侧缘。

穴位疗法 ①按摩：用大拇指弹拨通里穴片刻，然后松开，反复10~15次，能防治前臂麻木、心悸。②艾灸：用艾条雀啄灸5~20分钟，可缓解崩漏、失眠、心痛等。③刮痧：用角刮法从上向下刮拭3~5分钟，可治疗心痛、癫痫、盗汗、健忘等。

功效主治 有清心安神、通经活络的作用。主治心悸、失眠、心痛、前臂麻木。

阴郄 · 神门 · 少府 · 少冲

阴郄

仰掌用力握拳，沿两筋之间的凹陷，从腕横纹向上量半横指（大拇指指甲中点年对）处即是。

神门

微握拳，另一手四指握住手腕，弯曲大拇指，指甲尖所在的凹陷处即是。

少府

半握拳，无名、小指切压掌心第1横纹上，两指尖之间即是。

少冲

伸小指，沿指甲底部与指桡侧引线交点处即是。

HT6 阴郄

定位 位于前臂掌侧，当尺侧腕屈肌腱的桡侧缘，腕横纹上0.5寸。

穴位疗法 ①按摩：用大拇指弹拨阴郄片刻，然后松开，反复10~15次，能防治前臂麻木、心悸。②艾灸：用艾条雀啄灸5~20分钟，可改善吐血、心痛等。③刮痧：用角刮法从上向下刮拭3~5分钟，隔天一次，可治疗骨蒸潮热、盗汗、惊悸等。

功效主治 有清心安神的作用。主治惊悸、心痛。

HT7 神门

定位 位于腕横纹尺侧端，尺侧腕屈肌腱的桡侧凹陷处。

穴位疗法 ①按摩：用大拇指弹拨神门穴片刻，然后松开，反复10~15次，能防治前臂麻木、失眠、健忘。②艾灸：用艾条温和灸5~20分钟，每天一次，可缓解健忘、失眠、癫狂等。③刮痧：用角刮法从上向下刮拭3~5分钟，隔天一次，可治疗失眠、怔忡、心悸等。

功效主治 有宁心安神的作用。主治失眠、健忘、怔忡、惊悸。

HT8 少府

定位 位于手掌面，第四、五掌骨之间，握拳时当小指尖处。

穴位疗法 ①按摩：大拇指弹拨能改善失眠、健忘、手掌麻木。②艾灸：艾条温和灸5~20分钟，可缓解小便不利。③刮痧：用角刮法从掌根向指尖刮拭3~5分钟，可治疗心烦、阴痛、痈疡等。

功效主治 有清心泻热、理气活络的作用。主治失眠、健忘、手掌麻木、痈疡。

HT9 少冲

定位 位于小指桡侧指甲角旁0.1寸。

穴位疗法 ①按摩：大拇指掐揉15~20次，可治热病昏厥。②艾灸：在穴上涂抹凡士林，用打火机将艾炷点燃灸少冲穴，每天一次，可治疗昏厥。③刮痧：角刮法从手指近端向远端刮拭3~5分钟，每天3~5次，可治疗心痛、疟疾、身热等。

功效主治 有清热熄风、醒神开窍的作用。主治热病昏厥、心痛、疟疾、身热。

6 手太阳小肠经

手太阳小肠经起于手小指尺侧端少泽穴，沿手背、上肢外侧后缘，过肘部，到肩关节后面，绕肩胛部，左右交会并与督脉在大椎穴处相会，前行入缺盆，深入体腔，络于心，沿食道，穿过膈肌，到达胃部，下行，属小肠。其分支从面颊部分出，向上行于眼下，至目内眦，经气于睛明穴与足太阳膀胱经相接。

少泽·前谷·后溪·腕骨·阳谷 ➡ P.072

养老·支正·小海·肩贞·臑俞 ➡ P.074

天宗·秉风·曲垣·肩外俞·肩中俞 ➡ P.76

天窗·天容·颧髎·听宫 ➡ P.78

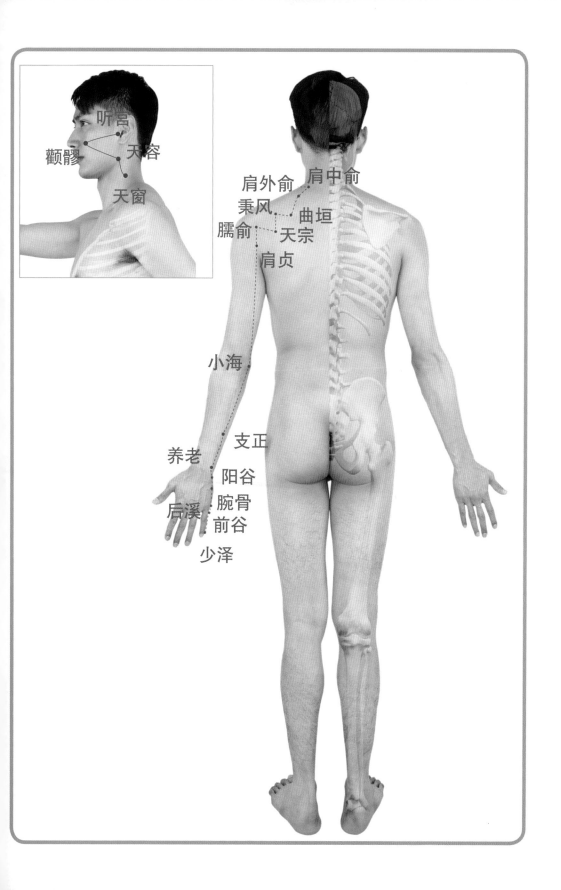

听宫
颧髎　　天容
天窗

肩外俞　肩中俞
秉风　　曲垣
臑俞　　天宗
肩贞

小海

支正
养老
阳谷
腕骨
后溪
前谷
少泽

少泽·前谷·后溪·腕骨·阳谷

少泽

伸小指，沿指甲底部与指尺侧引线交点处即是。

后溪

握拳，小指掌指关节后有一皮肤皱壁突起，其尖端处即是。

阳谷

屈腕，在手背腕外侧摸到两骨结合凹陷处即是。

腕骨

微握拳，掌心向胸，由后溪穴向腕部推，摸到两骨结合凹陷处即是。

前谷

握拳，小指掌指关节前有一皮肤皱壁突起，其尖端处即是。

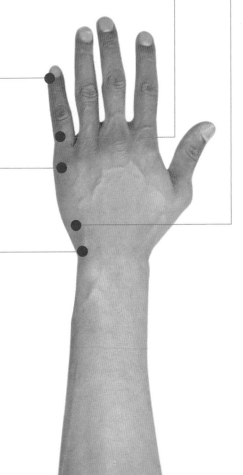

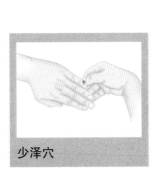

少泽穴

SI1 少泽

定位 位于手小指末节尺侧，距甲根角0.1寸。

穴位疗法 ①按摩：大拇指掐按穴，每天坚持2～3分钟，能治疗中风昏迷、热病。②艾灸：艾条雀啄灸穴5～20分钟，每日一次，可治心痛。③刮痧：角刮法刮可缓解咽喉肿痛、心痛等。

功效主治 有立消喉痛、急救中风的作用。主治中风昏迷、热病、咽喉肿痛。

SI2 前谷

定位 位于手掌尺侧，当小指本节（第五指掌关节）前的掌指横纹头赤白肉际处。

穴位疗法 ①按摩：用大拇指指尖掐按前谷穴2～3分钟，每天坚持，能够治疗癫狂、热病。②艾灸：用艾条温和灸前谷穴5～20分钟，每日一次，可治疗鼻塞、颈项强痛。

功效主治 有舒筋活络、提神醒脑的作用。主治癫狂、热病、鼻塞、颈项强痛。

SI3 后溪

定位 位于手掌尺侧，微握拳，当小指本节（第五掌骨关节）后的远侧掌横纹头赤白肉际处。

穴位疗法 ①按摩：用大拇指指尖掐按2～3分钟，每天坚持，能够治疗落枕。②艾灸：用艾条温和灸5～20分钟，可治疗颈项强痛、鼻塞。③刮痧：用角刮法从上向下刮拭3～5分钟，可缓解颈项强痛、疟疾、耳鸣等。

功效主治 有舒经活络的作用。主治落枕、颈项强痛、鼻塞。

SI4 腕骨

定位 位于手掌尺侧，当第五掌骨基底与钩骨之间，赤白肉际凹陷处。

穴位疗法 ①按摩：用大拇指指尖掐按腕骨穴2～3分钟，能够治疗手腕痛。②艾灸：用艾条温和灸腕骨穴5～20分钟，每日一次，可治疗颈项强痛。③刮痧：用角刮法从上向下刮拭3～5分钟，可缓解目翳、颈项强痛、惊风等。

功效主治 有消炎、治腕肘疼痛的作用。主治手腕痛、颈项强痛。

SI5 阳谷

定位 位于手腕尺侧，当尺骨茎突与三角骨之间的凹陷处。

穴位疗法 ①按摩：用大拇指指尖掐按2～3分钟，能够明目安神、治疗手腕痛。②艾灸：用艾条温和灸5～20分钟，可治疗牙痛、肩痛。③刮痧：用角刮法从上向下刮拭3～5分钟，隔天一次，可缓解热病无汗、疥疮、神疲力乏等。

功效主治 有明目安神、通经活络的作用。主治手腕痛、牙痛、肩痛、耳鸣。

养老·支正·小海·肩贞·臑俞

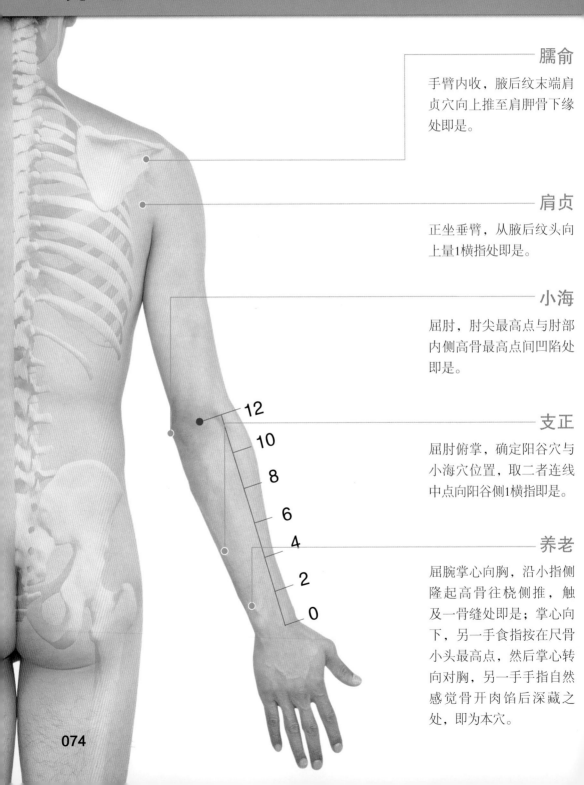

臑俞

手臂内收，腋后纹末端肩贞穴向上推至肩胛骨下缘处即是。

肩贞

正坐垂臂，从腋后纹头向上量1横指处即是。

小海

屈肘，肘尖最高点与肘部内侧高骨最高点间凹陷处即是。

支正

屈肘俯掌，确定阳谷穴与小海穴位置，取二者连线中点向阳谷侧1横指即是。

养老

屈腕掌心向胸，沿小指侧隆起高骨往桡侧推，触及一骨缝处即是；掌心向下，另一手食指按在尺骨小头最高点，然后掌心转向对胸，另一手手指自然感觉骨开肉馅后深藏之处，即为本穴。

SI6 养老

定位 位于前臂背面尺侧，腕背横纹上1寸，当尺骨小头近端桡侧凹陷中。

穴位疗法 ①按摩：用大拇指指尖掐按能够治疗急性腰扭伤。②艾灸：用艾条温和灸可改善视物模糊、耳鸣等老年性疾病。③拔罐：拔气罐可改善前臂痛。④刮痧：用角刮法刮拭，可养护血管，缓解耳鸣、耳聋等。

功效主治 有清头明目、舒筋活络的作用。主治急性腰扭伤、视物模糊、前臂痛。

SI7 支正

定位 位于前臂背面尺侧，当阳谷与小海的连线上，腕背横纹上5寸。

穴位疗法 ①按摩：用大拇指指尖掐按能够治疗前臂疼痛。②艾灸：用艾条温和灸可活血化瘀。③拔罐：拔气罐可改善前臂痛、颈项痛。④刮痧：用面刮法刮拭，可缓解糖尿病、癫狂等。

功效主治 有活血止痛的作用。主治前臂疼痛、头痛、颈项痛。

SI8 小海

定位 位于肘外侧，当尺骨鹰嘴与肱骨内上髁之间凹陷处。

穴位疗法 ①按摩：用大拇指指尖掐按可清热消炎，治疗前臂疼痛、麻木。②艾灸：用艾条温和灸可改善颊肿、高尔夫球肘、疥疮等疾病。③刮痧：用角刮法刮拭，可缓解耳鸣、耳聋等。

功效主治 有清热、止头痛的作用。主治前臂疼痛、颊肿、高尔夫球肘、颈项痛。

SI9 肩贞

定位 位于肩关节后下方，臂内收时，腋后纹头上1寸（指寸）。

穴位疗法 ①按摩：用大拇指指尖掐按能够治疗肩周炎。②艾灸：用艾条温和灸可改善肩周炎。③拔罐：拔气罐可改善颈项痛、肩周炎。④刮痧：用角刮法刮拭，可缓解耳鸣、热病等。

功效主治 有醒脑聪耳、止疼痛的作用。主治耳鸣、耳聋、肩周炎。

SI10 臑俞

定位 位于肩部，当腋后纹头直上，肩胛冈下缘凹陷中。

穴位疗法 ①按摩：用大拇指指尖掐按能够治疗肩周炎。②艾灸：用艾条温和灸5～20分钟，可改善肩周炎。③拔罐：拔气罐，留罐5～10分钟，可改善肩部疼痛。④刮痧：用角刮法从上向下刮拭3～5分钟，可缓解肩周炎。

功效主治 有化痰消肿、舒筋活络的作用。主治肩周炎、肩部疼痛。

天宗·秉风·曲垣·肩外俞·肩中俞

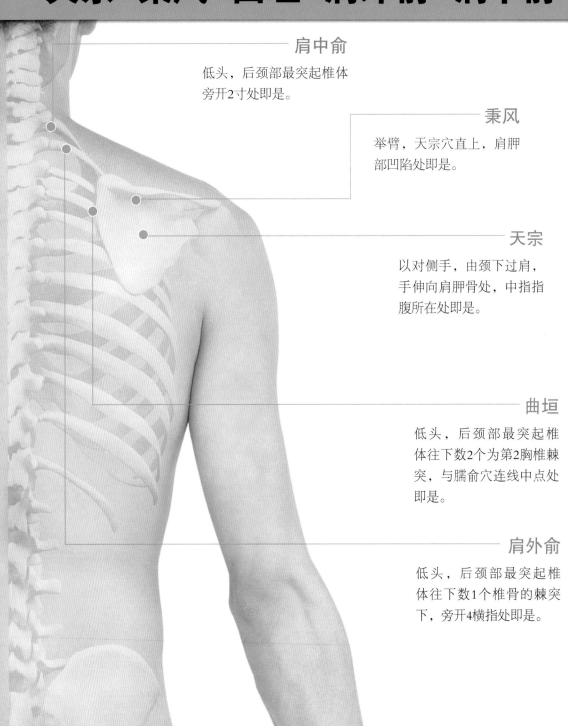

肩中俞

低头，后颈部最突起椎体旁开2寸处即是。

秉风

举臂，天宗穴直上，肩胛部凹陷处即是。

天宗

以对侧手，由颈下过肩，手伸向肩胛骨处，中指指腹所在处即是。

曲垣

低头，后颈部最突起椎体往下数2个为第2胸椎棘突，与臑俞穴连线中点处即是。

肩外俞

低头，后颈部最突起椎体往下数1个椎骨的棘突下，旁开4横指处即是。

SI11 天宗

定位 位于肩胛部，肩胛冈中点与肩胛骨下角连线上1/3与下2/3交点凹陷中。

穴位疗法 ①按摩：用大拇指指腹按揉100~200次，能够治疗肩背疼痛。②艾灸：用艾条温和灸5~20分钟，可改善肩胛痛。③拔罐：拔气罐，留罐5~10分钟，可改善肩背疼痛、肘臂外后侧痛。④刮痧：用面刮法从上而下刮拭3~5分钟，可缓解乳痈。

功效主治 有活血通络、消炎止痛的作用。主治肩背疼痛、肩胛痛、咳喘。

SI12 秉风

定位 位于肩胛部，肩胛冈中点上方冈上窝中。

穴位疗法 ①按摩：用大拇指指腹揉按100~200次，能够治疗肩背疼痛。②艾灸：用艾条温和灸5~20分钟，可改善咳喘、肩胛痛。③刮痧：用面刮法刮拭秉风穴3~5分钟，可缓解肩膀疼痛。

功效主治 有散风活络、止咳化痰的作用。主治肩背疼痛、咳喘、肩胛痛。

SI13 曲垣

定位 位于肩胛部，肩胛冈冈内侧端上缘凹陷中。

穴位疗法 ①按摩：用大拇指按揉100~200次，能够治疗肩背疼痛。②艾灸：用艾条温和灸5~20分钟，可改善肩胛痛。③刮痧：用面刮法从上而下刮拭3~5分钟，可缓解肩背疼痛。

功效主治 有舒筋活络治肩病的作用。主治肩背疼痛、肩胛痛。

SI14 肩外俞

定位 位于背部，当第一胸椎棘突下，后正中线旁开3寸。

穴位疗法 ①按摩：用大拇指按揉能够治疗颈项强痛。②艾灸：用艾条温和灸5~20分钟，可改善前臂冷痛。③拔罐：用火罐拔取，在肩胛区连续走罐5分钟，可改善肩背疼痛。④刮痧：用面刮法从上而下刮拭3~5分钟，可缓解前臂冷痛，防治颈椎病。

功效主治 有舒筋活络、祛风止痛的作用。主治颈项强痛、前臂冷痛、颈椎病。

SI15 肩中俞

定位 位于背部，当第七颈椎棘突下，后正中线旁开2寸。

穴位疗法 ①按摩：用大拇指按揉100~200次，能够治疗颈项强痛。②艾灸：用艾条温和灸5~20分钟，可改善咳嗽、气喘。③刮痧：用面刮法刮拭3~5分钟，可改善颈项强痛，解表宣肺。

功效主治 有解表宣肺、养肝明目的作用。主治颈项强痛、咳嗽、气喘。

天窗·天容·颧髎·听宫

听宫
微张口，耳屏与下颌关节之间凹陷处即是。

颧髎
在面部，颧骨最高点下缘凹陷处即是。

天容
耳垂下方的下颌角后方凹陷处即是。

天窗
转头，从耳下向喉咙中央走行的绷紧的肌肉后缘与喉结相平处即是。

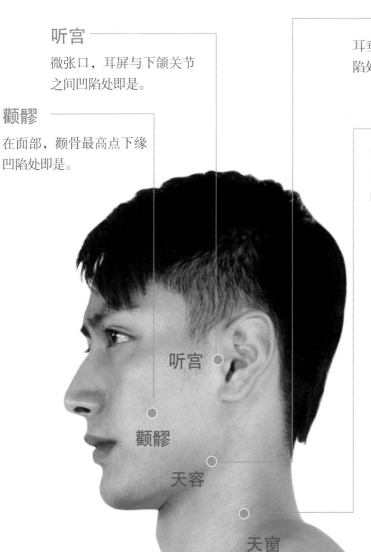

听宫

颧髎

天容

天窗

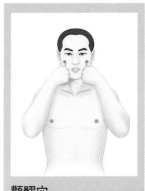

颧髎穴

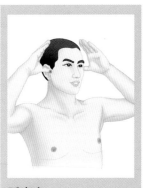

听宫穴

SI16 天窗

定位 位于颈部，胸锁乳突肌的后缘，与喉结平。

穴位疗法 ①按摩：用大拇指按揉100～200次，能够治疗颈项强痛。②艾灸：用艾条雀啄灸5～20分钟，每日一次，可改善咽喉肿痛。③刮痧：用面刮法刮拭3～5分钟，力度稍轻，可不出痧，每日一次，可改善咽喉肿痛。

功效主治 有熄风宁神、利咽聪耳的作用。主治颈项强痛、咽喉肿痛。

SI17 天容

定位 位于颈部，下颌角后，胸锁乳突肌前缘凹陷中。

穴位疗法 ①按摩：用大拇指按揉100～200次，能够治疗颈项强痛、呕吐。②艾灸：用艾条雀啄灸天容穴5～20分钟，可改善咳嗽、气喘。③刮痧：用面刮法刮拭3～5分钟，可改善咽喉肿痛。

功效主治 有利咽消肿的作用。主治颈项强痛、咽喉肿痛。

SI18 颧髎

定位 位于面部，当目外眦直下，颧骨下缘凹陷处。

穴位疗法 ①按摩：用大拇指按揉100～200次，每天坚持，能够治疗面肿。②艾灸：用艾条雀啄灸5～20分钟，每日一次，可改善面肌痉挛。③刮痧：用角刮法刮拭3～5分钟，施以旋转回环动作，每次3分钟，每日一次，可改善口歪。

功效主治 有缓解面部麻痹、治眼疾的作用。主治面肌痉挛、口歪、面肿。

SI19 听宫

定位 位于面部，耳屏前，下颌骨髁突的后方，张口时呈凹陷处。

穴位疗法 ①按摩：用大拇指按揉听宫穴100～200次，每天坚持，能够治疗耳聋、耳鸣。②艾灸：用艾条雀啄灸听宫穴5～20分钟，每日一次，可改善牙痛。③刮痧：用角刮法刮拭宫穴3～5分钟，力度稍轻，可不出痧。每日一次，可改善头痛。

功效主治 有聪耳开窍的作用。主治耳聋、耳鸣、牙痛、头痛、三叉神经痛、目眩头昏、癫痫病等病症。

十四经脉

7 足太阳膀胱经

本经脉直行本脉从头顶部分别向后行至枕骨，进入颅腔，络脑，回出分别下行到项部，下行交会于大椎穴，再左右沿肩胛内侧，脊柱两旁，到达腰部，进入脊柱两旁肌肉，深入体腔，络肾，属膀胱。一分支从腰部分出，沿脊柱下行至腘窝中（委中穴）。另一分支从项分出下行，出走至小趾外侧端，交于足少阴肾经。

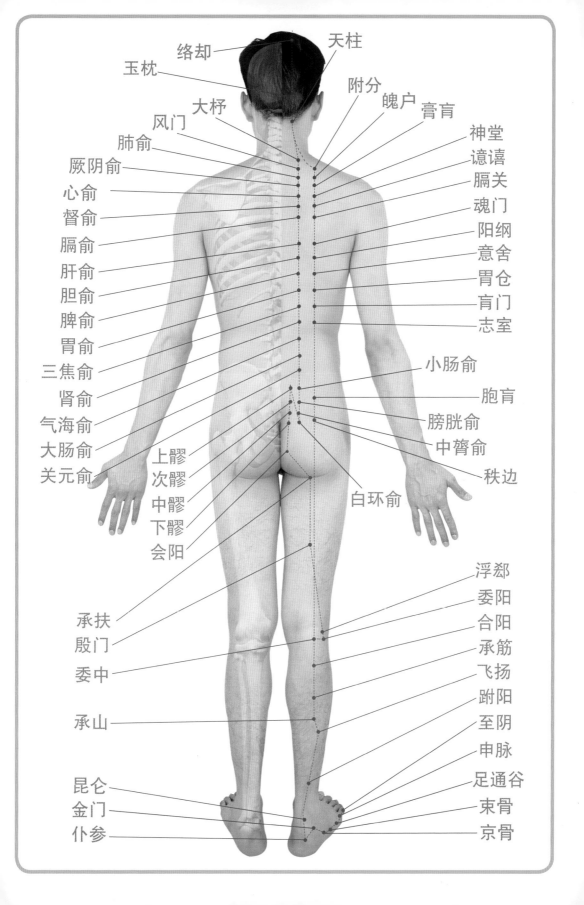

络却　天柱
玉枕
　　　附分
大杼　　　魄户　膏肓
风门
肺俞　　　　　　　　神堂
厥阴俞　　　　　　　谚谚
心俞　　　　　　　　膈关
督俞　　　　　　　　魂门
膈俞　　　　　　　　阳纲
肝俞　　　　　　　　意舍
胆俞　　　　　　　　胃仓
脾俞　　　　　　　　肓门
胃俞　　　　　　　　志室
三焦俞
肾俞　　　　　　　　小肠俞
气海俞　　　　　　　胞肓
大肠俞　　　　　　　膀胱俞
关元俞　　　　　　　中膂俞
上髎　　　　　　　　秩边
次髎
中髎　　　　白环俞
下髎
会阳
　　　　　　　　浮郄
　　　　　　　　委阳
承扶　　　　　　合阳
殷门　　　　　　承筋
委中　　　　　　飞扬
　　　　　　　　跗阳
承山　　　　　　至阴
　　　　　　　　申脉
　　　　　　　　足通谷
昆仑　　　　　　束骨
金门　　　　　　京骨
仆参

睛明·攒竹·眉冲·曲差·五处·承光

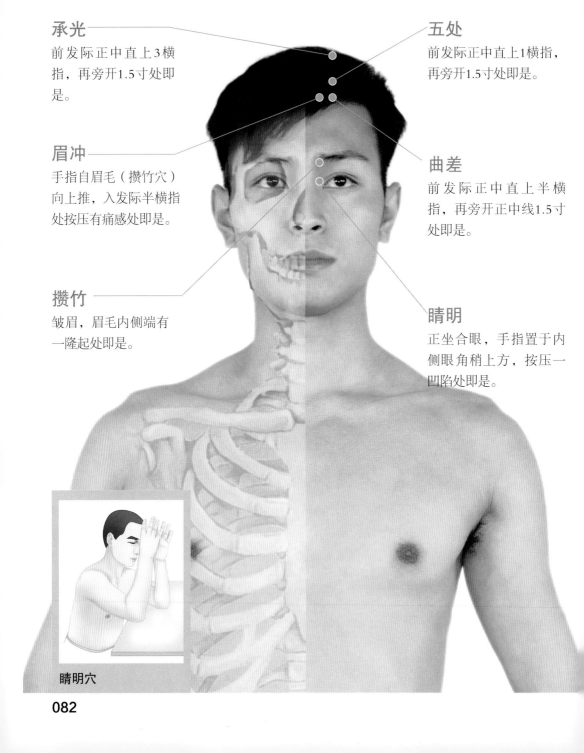

承光

前发际正中直上3横指，再旁开1.5寸处即是。

五处

前发际正中直上1横指，再旁开1.5寸处即是。

眉冲

手指自眉毛（攒竹穴）向上推，入发际半横指处按压有痛感处即是。

曲差

前发际正中直上半横指，再旁开正中线1.5寸处即是。

攒竹

皱眉，眉毛内侧端有一隆起处即是。

睛明

正坐合眼，手指置于内侧眼角稍上方，按压一凹陷处即是。

睛明穴

BL1 睛明

定位 位于目内眦稍上方凹陷处。

穴位疗法 ①按摩：用食指按揉睛明穴100～200次，可防治眼部疾患。②刮痧：用角刮法刮拭睛明穴3～5分钟，可通络明目。

BL2 攒竹

定位 位于面部，眉毛内侧边缘凹陷处。

穴位疗法 ①按摩：用大拇指按揉能够治疗呃逆。②刮痧：用面刮法沿眼眶从内往外刮拭攒竹穴至眉尾，刮拭3～5分钟，可缓解头痛、治疗眼疾。

BL3 眉冲

定位 位于头部，当攒竹直上入发际0.5寸，神庭与曲差连线之间。

穴位疗法 ①按摩：用大拇指揾揉能够治疗头痛、眩晕。②艾灸：用艾条温和灸5～20分钟，每日一次，可改善鼻塞、眩晕等。③刮痧：用角刮法刮拭，可缓解头痛、眩晕等症状。

BL4 曲差

定位 位于当前发际正中直上0.5寸，旁开1.5寸，即神庭穴与头维穴连线的内1/3与中1/3交点。

穴位疗法 ①按摩：用大拇指指尖按揉可通窍明目，能够治疗头晕、眩晕。②刮痧：用角刮法刮拭可缓解鼻塞、咳喘、头痛等症。

BL5 五处

定位 位于头部，发际正中直上1寸，旁开1.5寸。

穴位疗法 ①按摩：用大拇指按揉能够治疗头痛。②艾灸：用艾条温和灸5～20分钟，可治疗视物不清、目眩等症。③刮痧：用面刮法从前向后刮拭3～5分钟，可缓解小儿惊风、癫狂等症。

BL6 承光

定位 位于头部，当前发际正中直上2.5寸，旁开1.5寸。

穴位疗法 ①按摩：用大拇指按揉能够治疗头痛、目眩。②艾灸：用艾条温和灸5～20分钟，可治疗呕吐。③刮痧：用点刮法从前向后刮拭3～5分钟，可缓解鼻塞、视物不清等症。

通天·络却·玉枕·天柱·大杼·风门

通天
如上法取承光穴，其直上
1.5寸处即是。

络却
如上法取承光穴，其直上
3寸处即是。

玉枕
沿后发际正中向上轻推，触及枕
骨，由此旁开2横指，在骨性隆起
的外上缘有一凹陷处即是。

天柱
正坐低头，触摸颈后有两
条大筋（斜方肌），在其
外侧，后发际边缘可触及
一凹陷处即是。

大杼
低头屈颈，颈背交界处椎
骨高突向下推1个椎体，
下缘旁开2横指处即是。

风门
低头屈颈，颈背交界处椎
骨高突向下推2个椎体，
下缘旁开2横指处即是。

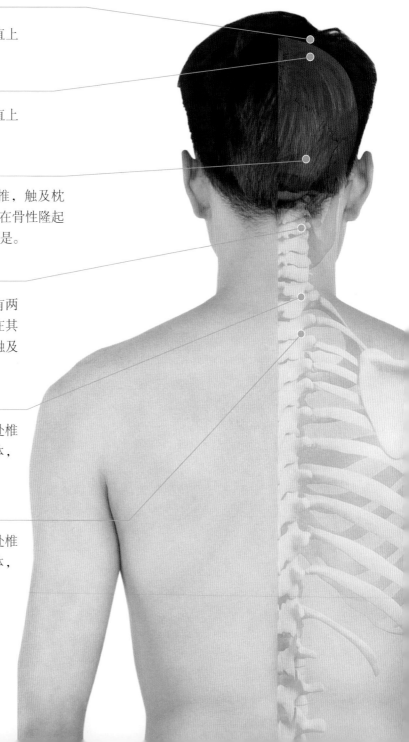

BL7 通天

定位 位于头部，当前发际正中线上4寸，旁开1.5寸。

穴位疗法 ①按摩：用大拇指按揉能够治疗头痛、眩晕、头重等。②艾灸：用艾条温和灸可治疗面肿、瘿气等症。③刮痧：用角刮法从前向后刮拭3~5分钟，可缓解鼻疮、鼻塞等症。

功效主治 有治头痛及鼻部疾病的作用。主治头痛、眩晕、头重、鼻疮、鼻塞、鼻渊。

BL8 络却

定位 位于位于头部，前发际正中直上5.5寸处，旁开1.5寸。

穴位疗法 ①按摩：用食指指腹按压能缓解目视不明、鼻塞、眩晕等症。②艾灸：用艾条温和灸，可醒脑通络。③刮痧：用面刮法刮拭，可缓解鼻塞、鼻渊等症状。

功效主治 有祛风、醒脑、通络的作用。主治鼻塞、眩晕、癫狂、耳鸣。

BL9 玉枕

定位 位于人体的后头部，后发际正中直上2.5寸，旁开1.3寸，平枕外隆凸上缘的凹陷处。

穴位疗法 ①按摩：用大拇指按揉能够治疗头项痛。②艾灸：用艾条温和灸玉枕穴5~20分钟，可治疗近视、鼻塞。

功效主治 有清热明目、通经活络的作用。主治头项痛、近视、鼻塞、目眩。

BL10 天柱

定位 位于后头骨正下方凹处，后发际正中旁开约2厘米左右。

穴位疗法 ①按摩：用大拇指按揉天柱穴100~200次，能够治疗后头痛。②艾灸：用艾条温和灸，可治疗鼻塞、肩背痛等症。

功效主治 有治疗头痛、肩背痛的作用。主治后头痛、肩背痛。

BL11 大杼

定位 位于背部，第一胸椎棘突下，旁开1.5寸。

穴位疗法 ①按摩：用大拇指按揉100~200次，能够治疗肩背疼痛。②艾灸：用艾条温和灸5~20分钟，可治疗咳嗽痰多。③刮痧：用点刮法刮拭3~5分钟，可缓解鼻塞、鼻渊等症状。

功效主治 有强筋骨、清热祛痛的作用。主治肩背疼痛、鼻塞、鼻渊。

BL12 风门

定位 位于背部，第二胸椎棘突下，旁开1.5寸。

穴位疗法 ①按摩：用大拇指按揉能够治疗肩背痛。②艾灸：用艾条温和灸可改善头痛、鼻塞等症状。③拔罐：拔火罐可缓解肩背疼痛、头痛。④刮痧：用面刮法刮拭可治疗发热、伤风。

功效主治 有治疗伤风咳嗽、发热头痛的作用。

肺俞·厥阴俞·心俞·督俞·膈俞·肝俞

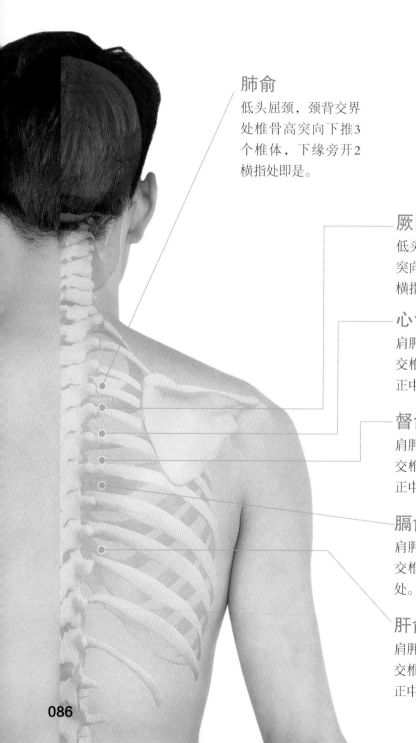

肺俞

低头屈颈，颈背交界处椎骨高突向下推3个椎体，下缘旁开2横指处即是。

厥阴俞

低头屈颈，颈背交界处椎骨高突向下推4个椎体，下缘旁开2横指处即是。

心俞

肩胛骨下角水平连线与脊柱相交椎体处，往上推2个椎体，正中线旁开2横指处。

督俞

肩胛骨下角水平连线与脊柱相交椎体处，往上推1个椎体，正中线旁开2横指处。

膈俞

肩胛骨下角水平连线与脊柱相交椎体处，正中线旁开2横指处。

肝俞

肩胛骨下角水平连线与脊柱相交椎体处，往下推2个椎体，正中线旁开2横指处。

BL13 肺俞

定位 位于背部，第三胸椎棘突下，旁开1.5寸。

穴位疗法 ①按摩：用大拇指按揉能够治疗肺部疾患。②艾灸：用艾条温和灸可改善胸闷、咳嗽等。③拔罐：拔火罐可缓解肩背疼痛、伤风。④刮痧：用面刮法刮拭，可治疗发热、伤风。

功效主治 有治疗项背疼痛、咳嗽喘逆的作用。主治肩背疼痛、胸闷、咳嗽、气喘。

BL14 厥阴俞

定位 位于背部，当第四胸椎棘突下，旁开1.5寸。

穴位疗法 ①按摩：用大拇指按揉能够治疗心痛、心悸。②艾灸：用艾条温和灸可改善胸闷、咳嗽。③拔罐：拔火罐可缓解咳嗽、肩背痛等。④刮痧：用面刮法刮拭，可治疗胸痛、心悸等症。

功效主治 有除烦解闷的作用。主治胸闷、心痛、心悸、呕吐。

BL15 心俞

定位 位于背部，当第五胸椎棘突下，旁开1.5寸。

穴位疗法 ①按摩：用大拇指按揉能治疗心痛、心悸。②艾灸：用艾条温和灸可改善心痛、咳嗽等症。③拔罐：拔火罐可缓解心痛、失眠等。④刮痧：用面刮法刮拭可治疗胸痛、心悸等症。

功效主治 有治心胸、神志、胃肠疾患的作用。主治心痛、心悸、失眠、健忘。

BL16 督俞

定位 位于背部，当第六胸椎棘突下，旁开1.5寸。

穴位疗法 ①按摩：用大拇指按揉能够治疗各种脾胃病。②艾灸：用艾条温和灸可改善心痛、咳嗽等症。③拔罐：拔火罐可缓解心痛、腹胀、肠鸣等。④刮痧：用面刮法刮拭，可治疗胸痛等症。

功效主治 有理气止痛，强心通脉的作用。主治心痛、咳嗽、咯血、脾胃病。

BL17 膈俞

定位 位于背部，第七胸椎棘突下，旁开1.5寸。

穴位疗法 ①按摩：用大拇指按揉能够治疗各种血证。②拔罐：用闪罐法拔穴，至潮红发热为度，能够治疗各种血证。③刮痧：用面刮法从上向下刮拭3 - 5分钟，可驱风散热，治疗各种血证。

功效主治 有散热化血的作用。主治各种血证。

BL18 肝俞

定位 位于背部，第九胸椎棘突下，旁开1.5寸。

穴位疗法 ①按摩：用大拇指按揉能够治疗咳嗽、口苦。②艾灸：用艾条温和灸可清肝明目。③拔罐：拔火罐可清热泻火、清肝明目。④刮痧：用面刮法从上向下刮拭，可治疗眼疾。

功效主治 有疏肝利胆、降火止痉的作用。主治咳嗽、口苦、眼疾、胃痛。

胆俞·脾俞·胃俞·三焦俞·肾俞·气海俞

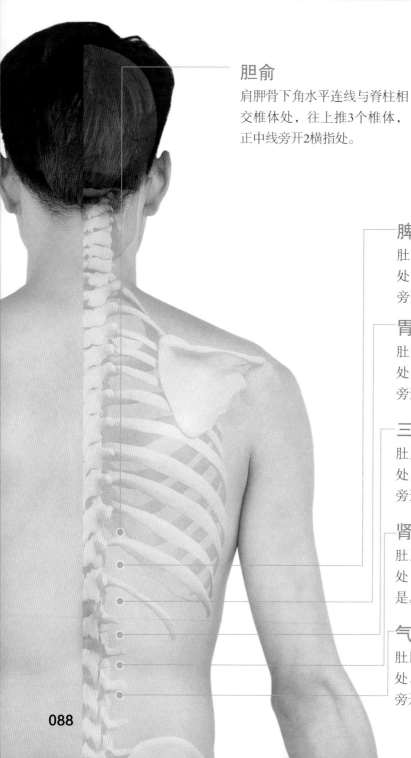

胆俞
肩胛骨下角水平连线与脊柱相交椎体处，往上推3个椎体，正中线旁开2横指处。

脾俞
肚脐水平线与脊柱相交椎体处，往上推3个椎体，正中线旁开2横指处即是。

胃俞
肚脐水平线与脊柱相交椎体处，往上推2个椎体，正中线旁开2横指处即是。

三焦俞
肚脐水平线与脊柱相交椎体处，往上推1个椎体，正中线旁开2横指处即是。

肾俞
肚脐水平线与脊柱相交椎体处，正中线旁开2横指处即是。（腰肌劳损）

气海俞
肚脐水平线与脊柱相交椎体处，往下推1个椎体，正中线旁开2横指处即是。

BL19 胆俞

定位 位于背部，第十胸椎棘突下，旁开1.5寸。

穴位疗法 ①按摩：用大拇指按揉能够治疗胸闷、口苦。②艾灸：用艾条温和灸可改善呕吐、胁痛。③拔罐：拔火罐可治疗胆疾。④刮痧：用面刮法从上向下刮拭3～5分钟，可治疗眼疾。

功效主治
有治疗胆疾的作用。主治胆疾、眼疾、呕吐、胁痛。

BL20 脾俞

定位 位于背部，第十一胸椎棘突下，旁开两指宽处。

穴位疗法 ①按摩：用大拇指按揉能够治疗腹胀、呕吐、泄泻。②艾灸：用艾条温和灸可治疗胃寒证等症。③拔罐：拔火罐可缓解呕吐、水肿等。④刮痧：用面刮法刮拭可治疗嗜睡、乏力等症。

功效主治
有健脾和胃的作用。主治腹胀、腹痛、呕吐、泄泻、胃寒证。

BL21 胃俞

定位 位于背部，第十二胸椎棘突下，旁开1.5寸。

穴位疗法 ①按摩：用大拇指按揉能够治疗各种脾胃病。②艾灸：用艾条温和灸可改善胃寒证等症。③拔罐：用闪罐法拔穴可缓解胃炎、消化不良等。④刮痧：用面刮法刮拭可治疗胃炎等症。

功效主治
有治胃痛胃胀的作用。主治胃炎、消化不良、胃寒证、胃脘痛。

BL22 三焦俞

定位 位于腰部，第二腰椎棘突下，旁开两指宽处。

穴位疗法 ①按摩：用大拇指按揉可缓解腹胀、肠鸣。②艾灸：用艾条温和灸可改善小便不利、水肿。③拔罐：拔火罐可缓解小便不利、水肿等。④刮痧：用面刮法刮拭可治疗腰痛等症。

功效主治
有治三焦失调的作用。主治腹胀、肠鸣、小便不利。

BL23 肾俞

定位 位于腰部，第二腰椎棘突下，旁开1.5寸。

穴位疗法 ①按摩：用大拇指按揉能治疗月经不调、阳痿等。②艾灸：用艾条温和灸可改善月经不调等。③拔罐：拔火罐可缓解小便不利、水肿等。④刮痧：用面刮法刮拭可治疗腰痛等症。

功效主治
有益肾助阳、治腰酸腰痛的作用。主治小便不利、水肿、月经不调、阳痿。

BL24 气海俞

定位 位于腰部，第三腰椎棘突下，旁开1.5寸。

穴位疗法 ①按摩：用大拇指按揉能治疗遗精、痛经等症。②艾灸：用艾条温和灸可改善月经不调、水肿等。③拔罐：拔火罐可缓解小便不利通等。④刮痧：用面刮法刮拭，可治疗腰痛等症。

功效主治
有益肾壮阳、调经止痛的作用。主治阳痿、遗精、痛经、腰痛、月经不调。

大肠俞·关元俞·小肠俞·膀胱俞·中膂俞

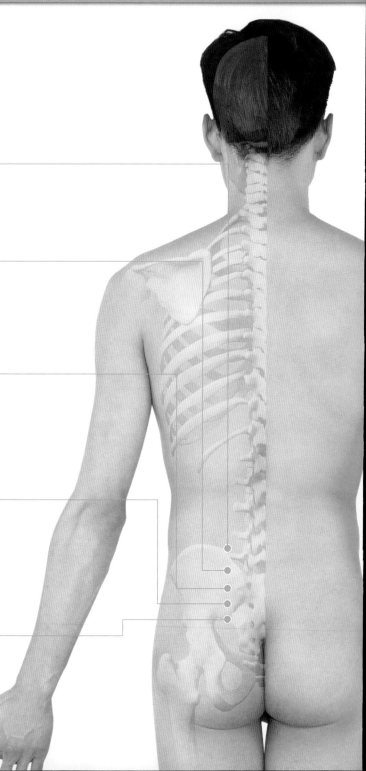

大肠俞
两侧髂前上棘连线与脊柱交点，旁开2横指处即是。

关元俞
两侧髂前上棘连线与脊柱交点，往下推1个椎体，旁开2横指处即是。

小肠俞
两侧髂前上棘连线与脊柱交点，往下推2个椎体，旁开2横指处即是。

膀胱俞
两侧髂前上棘连线与脊柱交点，往下推3个椎体，旁开2横指处即是。

中膂俞
两侧髂前上棘连线与脊柱交点，往下推4个椎体，旁开2横指处即是。

BL25 大肠俞

定位 位于腰部，第四腰椎棘突下，旁开1.5寸。

穴位疗法 ①按摩：用大拇指按揉能够治疗腹痛、肠鸣、便秘、泄泻等症。②艾灸：用艾条温和灸可改善腰背酸冷、泄泻。③拔罐：拔火罐，留罐5~10分钟，可缓解腹胀、泄泻等。④刮痧：用面刮法从上而下刮拭，可治疗腰痛、便秘等症。

功效主治 有缓解湿重腰痛、调和肠胃的作用。主治腰背酸冷、腹痛、肠鸣、便秘、泄泻。

BL26 关元俞

定位 位于腰部，当第五腰椎棘突下，旁开1.5寸。

穴位疗法 ①按摩：用大拇指按揉关元俞穴100~200次，每天坚持，能温肾壮阳，能够治疗肠鸣、便秘、泄泻等症。②艾灸：用艾条温和灸关元俞穴5~20分钟，每日一次，可改善泄泻。

功效主治 有温肾壮阳的作用。主治肠鸣、便秘、泄泻。

BL27 小肠俞

定位 位于人体的骶部，当骶正中嵴旁1.5寸，平第一骶后孔。

穴位疗法 ①按摩：用大拇指按揉小肠俞穴100~200次，每天坚持，能够治疗腹痛、便秘等症。②艾灸：用艾条温和灸小肠俞穴5~20分钟，每日一次，可改善遗尿、遗精。

功效主治 有治疗泌尿生殖系统疾病的作用。主治腹痛、便秘、遗尿、遗精。

BL28 膀胱俞

定位 位于骶部，当骶正中嵴旁开1.5寸处，与第二骶后孔齐平。

穴位疗法 ①按摩：用大拇指按揉膀胱俞穴100~200次，每天坚持，能够治疗泄泻、便秘、遗精、遗尿等症。②艾灸：用艾条温和灸膀胱俞穴5~20分钟，每日一次，可改善遗尿、遗精。

功效主治 有治疗大小便疾病的作用。主治泄泻、便秘、遗尿。

BL29 中膂俞

定位 位于骶部，当骶正中嵴旁1.5寸，平第三骶后孔中。

穴位疗法 ①按摩：用大拇指按揉中膂俞穴100~200次，每天坚持，能够治疗腰脊强痛、腹痛。②艾灸：用艾条温和灸中膂俞穴5~20分钟，每日一次，可改善坐骨神经痛。

功效主治 有理气血、调肠腑的作用。主治腰脊强痛、腹痛、坐骨神经痛。

白环俞·上髎·次髎·中髎·下髎·会阳

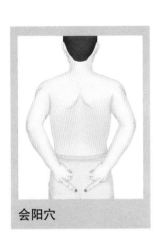

会阳穴

上髎

俯卧，用食指、中指、无名指和小指，按骶骨第1到第4骶椎棘突上，然后向外侧移行约1横指，有凹陷处取之。食指位置即为上髎穴。（痛经神效擦八髎）

次髎

同上髎穴的取穴方法，此时中指所指的位置即为次髎穴。

中髎

同上髎穴的取穴方法，此时无名指所指的位置即为次髎穴。

下髎

同上髎穴的取穴方法，此时小指所指的位置即为下髎穴。

白环俞

两侧髂前上棘连线与脊柱交点，往下推5个椎体，旁开2横指处即是。

会阳

顺着脊柱向下摸到尽头，旁开半个大拇指处即是。

BL30 白环俞

定位 位于骶部，当骶正中嵴旁1.5寸，平第四骶后孔中。

穴位疗法 ①按摩：用大拇指按揉白环俞穴100~200次，每天坚持，能够治疗各种腰腿痛。②艾灸：用艾条温和灸白环俞穴5~20分钟，每日一次，可益肾固精，改善遗尿、遗精。

功效主治 有益肾固精的作用。主治腰腿痛、遗尿、遗精。

BL31 上髎

定位 在骶部，当髂后上棘与后正中线之间，适对第一骶后孔处。

穴位疗法 ①按摩：用大拇指按揉能够治疗月经不调、痛经、带下等。②艾灸：用艾条温和灸5~20分钟，可改善小便不利、痛经、阳痿、阴挺、不孕不育症等疾病。

功效主治 有缓解痛经，治阳痿的作用。主治月经不调、痛经、带下、阳痿。

BL32 次髎

定位 在骶部，当髂后上棘内下方，适对第二骶后孔处。

穴位疗法 ①按摩：用大拇指按揉能够治疗月经不调、痛经、带下等。②艾灸：用艾条温和灸5~20分钟，可改善小便不利、痛经、阳痿、阴挺、不孕不育症等疾病。

功效主治 有缓解痛经，治阳痿的作用。主治月经不调、痛经、带下、阳痿。

BL33 中髎

定位 在骶部，当次髎内下方，适对第三骶后孔处。

穴位疗法 ①按摩：用大拇指按揉能够治疗月经不调、痛经、带下等。②艾灸：用艾条温和灸5~20分钟，可改善小便不利、痛经、阳痿、阴挺、不孕不育症等疾病。

功效主治 有缓解痛经，治阳痿的作用。主治月经不调、痛经、带下、阳痿。

BL34 下髎

定位 在骶部，当中髎下内方，适对第四骶后孔处。

穴位疗法 ①按摩：用大拇指按揉能够治疗月经不调、痛经、带下等。②艾灸：用艾条温和灸5~20分钟，可改善小便不利、痛经、阳痿、阴挺、不孕不育症等疾病。

功效主治 有缓解痛经，治阳痿的作用。主治月经不调、痛经、带下、阳痿。

BL35 会阳

定位 位于骶部，尾骨端旁开0.5寸。

穴位疗法 ①按摩：用大拇指按揉能够治疗阳痿。②艾灸：用艾条温和灸，可改善小便不利、痛经、水肿、带下异常、阳痿。

功效主治 有清热利湿、益肾固带的作用。主治阳痿、小便不利、痛经、水肿、带下异常。

承扶·殷门·浮郄·委阳·委中·附分

承扶

臀下横纹正中点，按压有酸胀
感处即是。

殷门

先找到承扶穴，膝盖后面凹陷
中央的腘横纹中点，二者连
线，承扶穴下8横指处即是。

浮郄

先找到委阳穴，向上1横指处
即是。

委阳

膝盖后面凹陷中央的腘横纹外
侧，股二头肌腱内侧即是。

委中

膝盖后面凹陷中央的腘横纹中
点即是。

附分

低头屈颈，颈背交界处椎骨
高突向下推2个椎体，下缘
旁开4横指处即是。

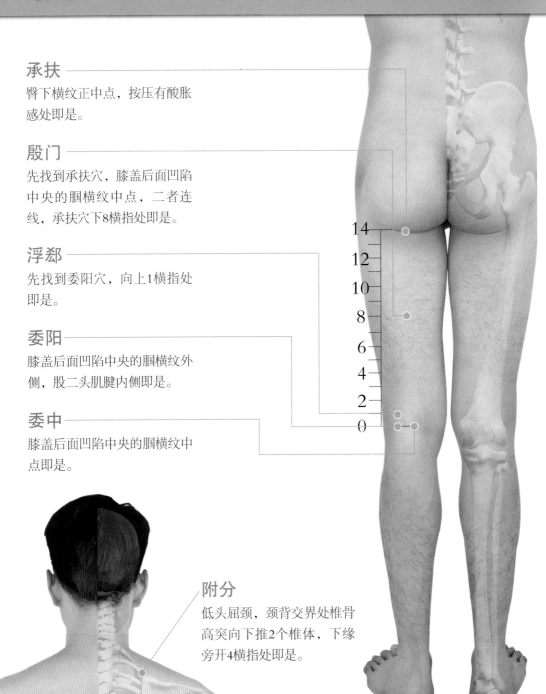

BL36 承扶

定位 位于大腿后面，臀下横纹的中点。

穴位疗法 ①按摩：用大拇指按揉或弹拨可治疗下肢疼痛。②艾灸：用艾条温和灸可改善下肢疼痛。③刮痧：用面刮法由外向内刮拭承扶穴，可治疗腰痛、便秘等症。

功效主治 有通便消痔、舒筋活络的作用。主治下肢疼痛、腰痛、便秘。

BL37 殷门

定位 位于大腿后面，承扶与委中的连线上，承扶下6寸。

穴位疗法 ①按摩：用大拇指按揉或弹拨能治疗下肢疼痛。②艾灸：用艾条温和灸可改善下肢疼痛。③拔罐：拔气罐，留罐5～10分钟，可缓解下肢疼痛。④刮痧：用面刮法刮拭可治疗腰腿疼。

功效主治 有治疗下肢不利的作用。主治下肢后侧疼痛、腰腿疼。

BL38 浮郄

定位 位于腘横纹外侧端，委阳上1寸，股二头肌腱的内侧处。

穴位疗法 ①按摩：用大拇指按揉能够治疗膝关节疼痛。②艾灸：用艾条温和灸可改善下肢膝关节疼痛。③刮痧：用面刮法从上到下刮拭3～5分钟，可理气和胃，缓解便秘、膀胱炎等症。

功效主治 有舒筋通络、理气和胃的作用。主治关节疼痛、便秘、膀胱炎。

BL39 委阳

定位 位于腘横纹外侧端，当股二头肌腱的内侧。

穴位疗法 ①按摩：用大拇指按揉能够止痛补阳。②艾灸：用艾条温和灸可改善腹胀、水肿等症。③拔罐：拔气罐可缓解水肿、下肢疼痛等。④刮痧：用面刮法刮拭，可治疗水肿、癃闭。

功效主治 有舒筋活络、通利水湿的作用。主治腹胀、膝关节疼痛、癃闭、遗尿。

BL40 委中

定位 位于腘窝横纹中两筋之间。

穴位疗法 ①按摩：用大拇指按揉能够治疗腰腹痛、头痛等症。②艾灸：用艾条温和灸可改善小便不利、腰背疼、遗尿等。③刮痧：用面刮法刮拭，可治疗腰腿疼、下肢疼痛等。

功效主治 有舒筋活络、凉血解毒的作用。主治头痛、恶风寒、小便不利、腰背疼、遗尿。

BL41 附分

定位 位于背部，第二胸椎棘突下，旁开3寸。

穴位疗法 ①按摩：用大拇指按揉能够治疗颈项肩背疼痛。②艾灸：用艾条温和灸可祛风散寒，改善颈项肩背疼痛。③刮痧：用面刮法刮拭可治疗肘臂麻木等。

功效主治 有祛风散寒的作用。主治颈项肩背疼痛、肘臂麻木。

魄户 · 膏肓俞 · 神堂 · 谚谮 · 膈关

魄户
先找到委阳穴，向上1横指处即是。

膏肓
低头屈颈，颈背交界处椎骨高突
向下推4个椎体，下缘旁开4横指
处即是。

神堂
先找到膏肓，膏肓直下，下推一个
锥体即是。

谚谮
肩胛骨下角水平连线与脊柱相交椎
体处，往上推1个椎体，正中线旁开
4横指处即是。

膈关
肩胛骨下角水平连线与脊柱相交椎
体处，正中线旁开4横指处即是。

BL42 魄户

定位 位于背部，当第三胸椎棘突下，旁开3寸。

穴位疗法 ①按摩：用大拇指放于穴上，顺时针微用力揉按2～3分钟，可改善气短、咳嗽。②艾灸：用艾条温和灸5～20分钟，每日一次，可改善气短、咳嗽、气喘。③刮痧：用面刮法从上向下刮拭3～5分钟，隔天一次，可治疗咳嗽、气喘等。

功效主治 有理气清肺的作用。主治气短、咳嗽、气喘、肩背痛。

BL43 膏肓俞

定位 位于背部，当第四胸椎棘突下，旁开3寸。

穴位疗法 ①按摩：用大拇指按揉膏，能够治疗咳嗽、气喘。②艾灸：用艾条温和灸膏5～20分钟，可改善咳嗽。③拔罐：拔火罐，留罐5～10分钟，可缓解四肢疲倦。④刮痧：用面刮法从上向下刮拭3～5分钟，隔天一次，可治疗气喘、咳嗽等。

功效主治 有补虚益损、调理肺气的作用。主治咳嗽、气喘、四肢疲倦。

BL44 神堂

定位 位于背部，当第五胸椎棘突下，旁开3寸。

穴位疗法 ①按摩：用大拇指按揉能够镇静安神，治疗咳嗽、失眠。②艾灸：用艾条温和灸5～20分钟，可改善气短、胸闷。③拔罐：拔火罐，留罐5～10分钟，可缓解气短、胸闷。④刮痧：用面刮法从上向下刮拭3～5分钟，可治疗气喘、胸闷等。

功效主治 有宽胸理气、镇静安神的作用。主治咳嗽、失眠、气短、胸闷。

BL45 譩譆

定位 位于背部，第六胸椎棘突下，旁开3寸。

穴位疗法 ①按摩：用大拇指按揉100～200次，能够治疗气喘、咳嗽、肩背痛。②艾灸：用艾条温和灸5～20分钟，可改善鼻出血、头晕目眩。③拔罐：拔火罐，留罐5～10分钟，可缓解目眩、目痛。④刮痧：用面刮法刮拭3～5分钟，可治疗呕吐、热病等。

功效主治 有养阴润肺、通络止痛的作用。主治气喘、咳嗽、目眩、目痛、热病。

BL46 膈关

定位 位于背部，当第七胸椎棘突下，旁开3寸。

穴位疗法 ①按摩：用大拇指按揉100～200次，能够治疗嗳气、呃逆。②艾灸：用艾条温和灸5～20分钟，可改善呃逆、呕吐、胸胁胀满。③拔罐：拔火罐，留罐5～10分钟，可缓解食欲不振。④刮痧：用面刮法从上向下刮拭3～5分钟，可治疗呕吐、热病等。

功效主治 有宽胸理气的作用。主治嗳气、呃逆、胸胁胀满。

魂门·阳纲·意舍·胃仓·肓门

魂门

肩胛骨下角水平连线与脊柱相交椎体处，往上推2个椎体，正中线旁开4横指处即是。

阳纲

肩胛骨下角水平连线与脊柱相交椎体处，往上推3个椎体，正中线旁开4横指处即是。

意舍

肚脐水平线与脊柱相交椎体处，往上推3个椎体，正中线旁开4横指处即是。

胃仓

肚脐水平线与脊柱相交椎体处，往上推2个椎体，正中线旁开4横指处即是。

肓门

肚脐水平线与脊柱相交椎体处，往上推1个椎体，正中线旁开4横指处即是。

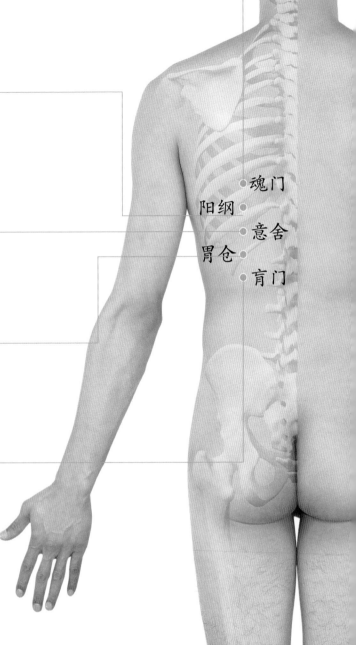

魂门
阳纲
意舍
胃仓
肓门

BL47 魂门

定位 位于背部，当第九胸椎棘突下，旁开3寸。

穴位疗法 ①按摩：用大拇指按揉魂门穴100~200次，能够治疗肠鸣泄泻、呕吐。②艾灸：用艾条温和灸魂门穴5~20分钟，可改善胸胁胀满。③拔罐：拔火罐，留罐5~10分钟，可缓解胸胁胀满。④刮痧：用面刮法从上向下刮拭3~5分钟，可治疗呕吐、泄泻等。

功效主治
有健脾养胃的作用。主治呕吐、肠鸣、泄泻、背痛。

BL48 阳纲

定位 位于背部，当第十胸椎棘突下，旁开3寸。

穴位疗法 ①按摩：用大拇指按揉100~200次，能够治疗肠鸣、腹胀、腹痛。②艾灸：用艾条温和灸阳纲穴5~20分钟，可改善腹胀、泄泻。③拔罐：拔火罐，留罐5~10分钟，可缓解消化不良。④刮痧：用面刮法从上向下刮拭3~5分钟，可治疗腹痛、腹泻等。

功效主治
有调理肠胃、疏肝利胆的作用。主治肠鸣、腹胀、腹痛、消化不良。

BL49 意舍

定位 位于背部，当第十一胸椎棘突下，旁开3寸。

穴位疗法 ①按摩：用大拇指按揉100~200次，能够治疗腹胀、泄泻。②艾灸：用艾条温和灸5~20分钟，可改善腹胀、泄泻。③拔罐：拔火罐，留罐5~10分钟，可缓解腹胀、泄泻。④刮痧：用面刮法从上向下刮拭3~5分钟，可治疗呕吐、泄泻等。

功效主治
有促进消化的作用。主治肠鸣、腹胀、泄泻、恶心。

BL50 胃仓

定位 位于背部，当第十二胸椎棘突下，旁开3寸。

穴位疗法 ①按摩：用大拇指按揉100~200次，能够治疗消化不良、胃痛。②艾灸：用艾条温和灸5~20分钟，可改善胃痛、水肿。③拔罐：拔火罐，留罐5~10分钟，可缓解胃痛、呕吐。④刮痧：用面刮法从上向下刮拭3~5分钟，可治疗呕吐、热病等。

功效主治
有健胃消食的作用。主治消化不良、胃痛、呕吐。

BL51 肓门

定位 位于腰部，当第一腰椎棘突下，旁开3寸。

穴位疗法 ①按摩：用大拇指按揉肓门穴100~200次，能够治疗便秘、上腹痛。②艾灸：用艾条温和灸5~20分钟，可改善乳腺病、上腹痛。③拔罐：拔火罐，可缓解上腹痛。④刮痧：用面刮法从上向下刮拭肓门穴3~5分钟，可治疗胃炎、腹痛等。

功效主治
有清热消肿的作用。主治乳腺病、上腹痛、胃炎。

志室・胞肓・秩边・合阳・承筋

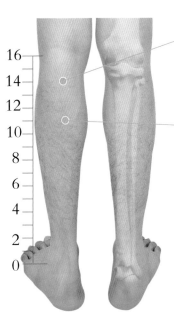

合阳

膝盖后面凹陷中央的腘横纹中点直下3横指处即是。

承筋

小腿用力，后面肌肉明显隆起，中央按压有酸胀感处即是。

志室

肚脐水平线与脊柱相交椎体处，正中线旁开4横指处即是。

胞肓

两侧髂前上棘连线与脊柱交点，往下推3个椎体，旁开4横指处即是。

秩边

两侧髂前上棘连线与脊柱交点，往下推5个椎体，旁开4横指处即是。

BL52 志室

定位 位于腰部，当第二腰椎棘突下，旁开3寸。

穴位疗法 ①按摩：用大拇指按揉100~200次，能够治疗阳痿、遗精、腹痛。②艾灸：用艾条温和灸5~20分钟，可改善上腹痛。③拔罐：用闪罐法拔取5~10分钟，可缓解上腹痛。④刮痧：用面刮法从上向下刮拭3~5分钟，可治疗小便不利、水肿等。

功效主治 有补肾、利湿、强腰膝的作用。主治阳痿、遗精、腹痛、小便不利、水肿。

BL53 胞肓

定位 位于臀部，横平第二骶后孔，骶正中嵴旁开3寸。

穴位疗法 ①按摩：用大拇指按揉胞肓穴100~200次，每天坚持，能够治疗腹胀、肠鸣、腰痛。②艾灸：用艾条温和灸胞肓穴5~20分钟，每日一次，可改善肠鸣、腹胀。

功效主治 有补肾强腰、通利二便的作用。主治腹胀、肠鸣、便秘、腰痛。

BL54 秩边

定位 位于臀部，平第四骶后孔，骶正中嵴旁开3寸。

穴位疗法 ①按摩：用大拇指按揉秩边穴100~200次，每天坚持，能够治疗腰腿疼痛。②艾灸：用艾条温和灸秩边穴5~20分钟，每日一次，可改善阴部肿痛、下肢痿痹。

功效主治 有治腰痛、下肢不利的作用。主治腰腿疼痛、下肢痿痹、坐骨神经痛。

BL55 合阳

定位 位于小腿后区，腘横纹下2寸，腓肠肌内、外侧头之间。

穴位疗法 ①按摩：用大拇指按揉合阳穴100~200次，能够治疗腹痛、便秘、小腿疼痛等症。②艾灸：用艾条温和灸合阳穴，可改善小腿疼痛、腰背痛等。③刮痧：用面刮法从上向下刮拭合阳穴3~5分钟，可治疗鼻出血、痔疮、下肢疼痛、脚气等症。

功效主治 有治腰脊痛、下肢酸痛的作用。主治腹痛、便秘、小腿疼痛。

BL56 承筋

定位 位于委中下，小腿肌肉凸起最高的地方。

穴位疗法 ①按摩：用大拇指按揉承筋穴100~200次，能够治疗腰腿疼痛。②艾灸：用艾条温和灸5~20分钟，可改善下肢挛痛。③拔罐：用火罐留罐5~10分钟，可缓解腰腿疼痛。④刮痧：用面刮法从上向下刮拭承筋穴3~5分钟，可治疗抽筋。

功效主治 有舒筋活络的作用。主治腰腿疼痛、下肢挛痛、抽筋。

承山·飞扬·跗阳·昆仑·仆参

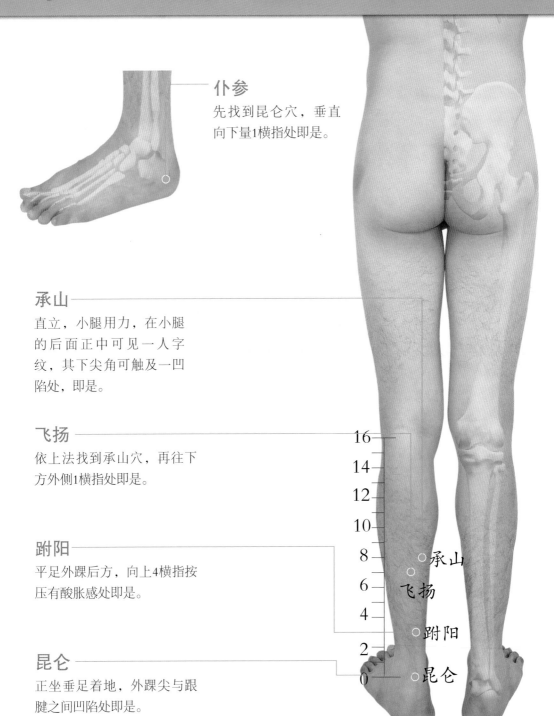

仆参

先找到昆仑穴，垂直向下量1横指处即是。

承山

直立，小腿用力，在小腿的后面正中可见一人字纹，其下尖角可触及一凹陷处，即是。

飞扬

依上法找到承山穴，再往下方外侧1横指处即是。

跗阳

平足外踝后方，向上4横指按压有酸胀感处即是。

昆仑

正坐垂足着地，外踝尖与跟腱之间凹陷处即是。

BL57 承山

定位 位于小腿后侧肌肉浮起的尾端。

穴位疗法 ①按摩：用大拇指按揉100~200次，可治疗便秘、小腿疼痛等。②艾灸：用艾条温和灸5~20分钟，可改善疝气、小腿疼痛等。③拔罐：用气罐留罐5~10分钟，可缓解下肢疼痛等。④刮痧：用面刮法刮拭承山穴3~5分钟，可治疗鼻出血、痔疮等。

功效主治 有理气止痛、舒筋活络的作用。主治腹痛、便秘、小腿疼痛、疝气。

BL58 飞扬

定位 位于外踝上7寸。

穴位疗法 ①按摩：用大拇指按揉飞扬穴100~200次，能够治疗腰腿疼痛。②艾灸：用艾条温和灸5~20分钟，可改善头痛、风寒感冒、下肢挛痛。③刮痧：用面刮法从上向下刮拭飞扬穴3~5分钟，可治疗风寒感冒、痔疮、小腿疼痛等症。

功效主治 有清热安神、舒筋活络的作用。主治腰腿疼痛、下肢挛痛、头痛、风寒感冒。

BL59 跗阳

定位 位于小腿后区，外踝后，昆仑穴直上3寸处。

穴位疗法 ①按摩：用大拇指按揉跗阳穴100~200次，可治疗头痛、腰腿疼痛等症。②艾灸：用艾条温和灸5~20分钟，可改善下肢痹痛。③拔罐：用火罐留罐5~10分钟，可缓解转筋、外踝肿痛、下肢疼痛等。④刮痧：用面刮法下刮拭跗阳穴3~5分钟，隔天一次，可治疗头痛、外踝肿痛。

功效主治 有舒筋活络、退热散风的作用。主治头痛、腰腿疼痛、下肢疼痛。

BL60 昆仑

定位 位于外踝后方，当外踝尖与跟腱之间的凹陷处。

穴位疗法 ①按摩：用大拇指按揉昆仑穴100~200次，可治疗各种目眩、头痛、颈项强痛、腰痛等。②艾灸：用艾条温和灸5~20分钟，可改善目眩、头痛、心痛等疾病。③刮痧：用角刮法从上向下刮拭昆仑穴3~5分钟，可治疗颈项强痛、腰背疼痛等。

功效主治 有安神清热、舒筋活络的作用。主治目眩、头痛、颈项强痛、腰痛、足跟痛。

BL61 仆参

定位 位于足部外侧，昆仑直下，跟骨外侧，赤白肉际处。

穴位疗法 ①按摩：用大拇指按揉仆参穴100~200次，能够治疗足跟痛。②艾灸：用艾条温和灸仆参穴5~20分钟，可改善下肢痿软无力、足跟痛、脚气等症。③刮痧：用角刮法即倾斜45°，从上向下刮拭3~5分钟，隔天一次，可治疗下肢痿痹。

功效主治 有濡养筋脉的作用。主治下肢痿软无力、足跟痛。

申脉·金门·京骨·束骨·足通谷·至阴

申脉

正坐垂足着地，外踝垂直向下可触及一凹陷，按压有酸胀感处即是。

束骨

沿小趾向上摸，摸到小趾与足部相连接的关节，关节后方皮肤颜色交界处（按压有酸胀感）即是。

足通谷

沿小趾向上摸，摸到小趾与足部相连接的关节，关节前方皮肤颜色交界处（按压有酸胀感）即是。

至阴

足小趾外侧，趾甲外侧缘与下缘各作一垂线交点处即是。

金门

正坐垂足着地，脚趾上翘可见一骨头凸起，外侧凹陷处（按压有酸胀感处）即是。

京骨

沿小趾长骨往后推，可摸到一凸起，下方皮肤颜色深浅交界处（凹陷处）即是。

BL62 申脉

定位 ▶ 位于足外踝尖直下，外踝下缘凹陷处。

穴位疗法 ▶ ①按摩：用大拇指按揉00~200次，可治疗头痛、失眠等。②艾灸：用艾条温和灸5~20分钟，可改善眩晕、失眠等。③刮痧：用角刮法从上向下刮拭3~5分钟，可治疗下肢痿痹。

有清热安神、利腰膝的作用。主治头痛、眩晕、目赤肿痛、失眠、下肢痿痹。

BL63 金门

定位 ▶ 位于足背外侧，当外踝前缘直下，骰骨下缘凹陷处。

穴位疗法 ▶ ①按摩：用大拇指按揉100~200次，能够治疗头痛、足跟痛。②艾灸：用艾条温和灸金门穴5~20分钟，可改善腰痛。③刮痧：用角刮法刮拭金门穴3~5分钟，可治疗颈项腰酸背痛。

功效主治 ▶
有醒神开窍、通经活络的作用。主治头痛、足跟痛、腰痛。

BL64 京骨

定位 ▶ 位于足背外侧，第五跖骨粗隆下方，赤白肉际处。

穴位疗法 ▶ ①按摩：用大拇指按揉100~200次，可治疗头痛、目翳等。②艾灸：用艾条温和灸5~20分钟，可改善目翳、鼻出血、头痛等症。③刮痧：用面刮法刮拭3~5分钟，可治疗头痛。

功效主治 ▶
有祛风、舒筋、止痛的作用。主治头痛、目翳、足痛、腰腿痛、踝关节痛。

BL65 束骨

定位 ▶ 位于足外侧，足小趾本节的后方下缘，赤白肉际处。

穴位疗法 ▶ ①按摩：用大拇指按揉可治疗头痛、目眩、耳鸣等。②艾灸：用艾条温和灸5~20分钟，可改善目眩、耳鸣、痔疮等症。③刮痧：用面刮法刮拭3~5分钟，可治疗耳鸣、目眩。

功效主治 ▶
有清头目、平肝风的作用。主治头痛、目眩、耳鸣。

BL66 足通谷

定位 ▶ 位于足外侧，第五跖趾关节的前缘，赤白肉际处。

穴位疗法 ▶ ①按摩：用大拇指按揉100~200次，能够治疗头痛。②艾灸：用艾条温和灸5~20分钟，每日一次，可改善头痛、痔疮等。③刮痧：用角刮法刮拭3~5分钟，可治疗头痛。

功效主治 ▶
有祛痰湿、安神志的作用。主治头痛、痔疮、鼻出血。

BL67 至阴

定位 ▶ 位于小趾外侧趾甲角旁开0.1寸。

穴位疗法 ▶ ①按摩：用大拇指按揉至阴穴100~200次，能够治疗头痛。②艾灸：用艾条温和灸5~20分钟，每日一次，可治疗胎位不正。

功效主治 ▶
有正胎催产、清头明目的作用。主治头痛、胎位不正、滞产。

十 四 经 脉

8 足少阴肾经

足少阴肾经循行部位起于足小趾下面，斜行于足心
（涌泉穴）出行于舟骨粗隆之下，沿内踝后缘，分出
进入足跟，向上沿小腿内侧后缘，至腘内侧，上股内
侧后缘入脊内（长强穴），穿过脊柱，属肾，络膀
胱。本经脉直行于腹腔内，从肾上行，穿过肝和膈
肌，进入肺，沿喉咙，到舌根两旁。本经脉一分支从
肺中分出，络心，注于胸中，交于手厥阴心包经。

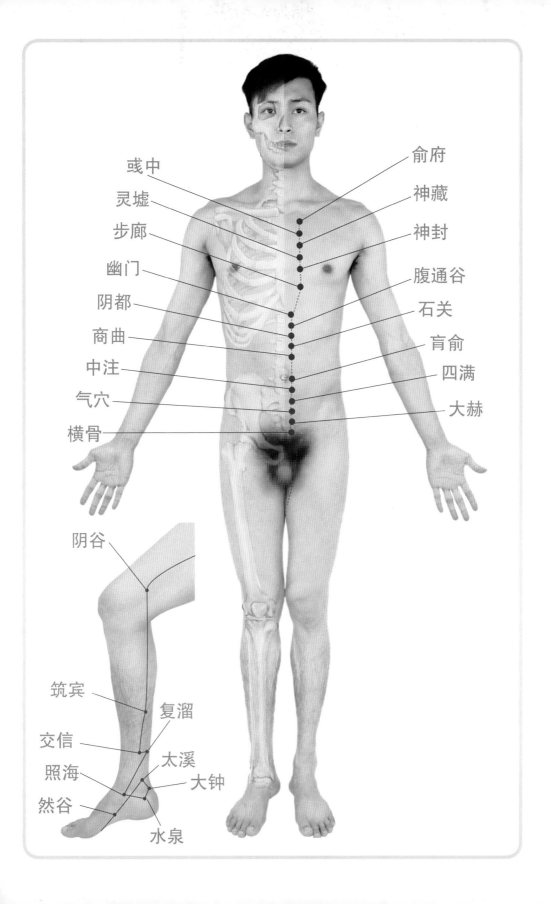

彧中　　　　　　　　　俞府

灵墟　　　　　　　　　神藏

步廊　　　　　　　　　神封

幽门　　　　　　　　　腹通谷

阴都　　　　　　　　　石关

商曲　　　　　　　　　肓俞

中注　　　　　　　　　四满

气穴　　　　　　　　　大赫

横骨

阴谷

筑宾

交信　　复溜

照海　　太溪

然谷　　大钟

水泉

涌泉・然谷・太溪・大钟・水泉・照海

太溪

坐位垂足，由足内踝向后推至与跟腱之间凹陷处即是。

大钟

先找到太溪穴，向下半横指，再向后平推至凹陷处即是。

水泉

先找到太溪穴，直下1横指，按压有酸胀感处即是。

照海

坐位垂足，由内踝尖垂直向下推，至下缘凹陷处，按压有酸痛感处即是。

太溪

照海　　大钟

水泉

然谷

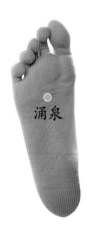

涌泉

然谷

坐位垂足，内踝前下方明显骨性标志——舟骨，前下方凹陷处（按压有酸胀感）即是。

涌泉

卷足，足底前1/3处可见有一凹陷处，按压有酸胀感处即是。

KI1 涌泉

定位 位于足底部，卷足时足前部凹陷处。

穴位疗法 ①按摩：用大拇指用力按揉能够治疗头晕、小便不利。②艾灸：用艾条温和灸5~20分钟，可改善头顶痛、喉痹等。

功效主治 有散热生气的作用。主治头晕、小便不利、昏厥。

KI2 然谷

定位 位于足内侧，舟骨粗隆下方，赤白肉际处。

穴位疗法 ①按摩：用拇指用力按揉能治疗阳痿、遗精、月经不调等。②艾灸：用艾条温和灸可改善阳痿、遗精、月经不调等。

功效主治 有益气固肾、消炎利尿的作用。主治阳痿、月经不调。

KI3 太溪

定位 位于足内侧，内踝后方，当内踝尖与跟腱之间的凹陷处。

穴位疗法 ①按摩：用大拇指按揉可治疗耳鸣、头痛等。②艾灸：用艾条温和灸5~20分钟，可改善各种肾虚。③刮痧：刮痧板角部垂直刮拭太溪穴15~30次，可改善咽喉肿痛。

功效主治 有壮阳固肾的作用。主治肾虚、耳鸣、头痛、眩晕。

KI4 大钟

定位 位于足内侧，内踝后下方，当跟腱附着部的内侧前方凹陷处。

穴位疗法 ①按摩：用大拇指用力按揉可治疗足跟痛。②艾灸：用艾条温和灸5~20分钟，可缓解咯血、肾虚气喘等。③刮痧：用点按法垂直刮拭大钟穴，可改善便秘。

功效主治 有益肾、调理二便的作用。主治肾虚气喘、便秘。

KI5 水泉

定位 位于足内侧，内踝后下方，当太溪直下1寸，跟骨结节的内侧凹陷处。

穴位疗法 ①按摩：用大拇指用力按揉能够治疗腹痛、视物模糊。②艾灸：用艾条温和灸5~20分钟，可改善痛经、月经不调等症。③刮痧：用角刮法刮拭可改善月经不调、闭经等。

功效主治 有通经活络的作用。主治痛经、闭经、月经不调。

KI6 照海

定位 位于足内侧，内踝尖下1寸，内踝下缘边际凹陷中。

穴位疗法 ①按摩：用大拇指用力按揉能够治疗烦躁不宁、失眠。②艾灸：用艾条温和灸可改善赤白带下、痛经、月经不调等症。③刮痧：用角刮法刮拭3~5分钟，可缓解目赤肿痛。

功效主治 有调经止痛的作用。主治目赤肿痛、赤白带下、痛经。

复溜·交信·筑宾·阴谷·横骨·大赫

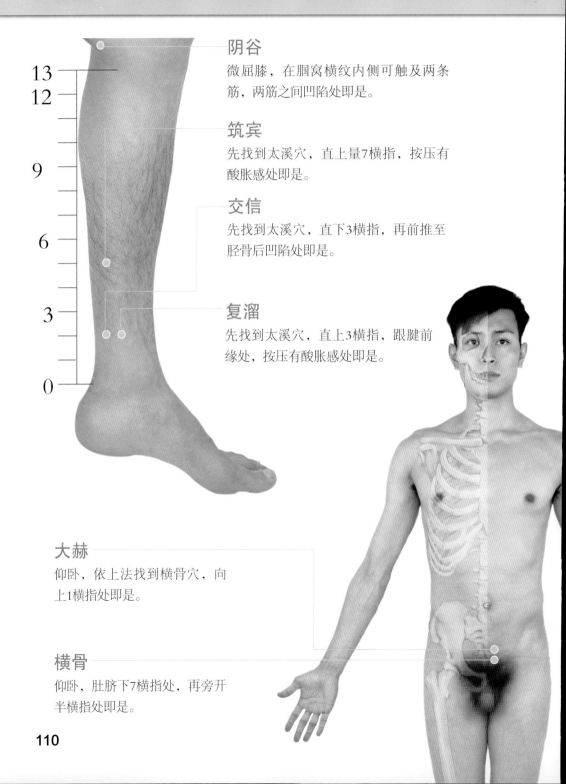

阴谷
微屈膝，在腘窝横纹内侧可触及两条筋，两筋之间凹陷处即是。

筑宾
先找到太溪穴，直上量7横指，按压有酸胀感处即是。

交信
先找到太溪穴，直下3横指，再前推至胫骨后凹陷处即是。

复溜
先找到太溪穴，直上3横指，跟腱前缘处，按压有酸胀感处即是。

大赫
仰卧，依上法找到横骨穴，向上1横指处即是。

横骨
仰卧，肚脐下7横指处，再旁开半横指处即是。

KI7 复溜

定位 位于小腿内侧，内踝尖上2寸，跟腱的前方。

穴位疗法 ①按摩：用大拇指按揉能够治疗腿肿。②艾灸：用艾条温和灸可改善水肿、腹胀、盗汗等。③拔罐：拔气罐，可改善腹胀、水肿等。④刮痧：用面刮法刮拭，可缓解腹泻、淋证。

功效主治 有补肾益阴、温阳利水的作用。主治水肿、腹胀、盗汗、腹泻、淋证。

KI8 交信

定位 位于小腿内侧，内踝尖上2寸，胫骨内侧缘后际凹陷中。

穴位疗法 ①按摩：用拇指按揉能够治疗月经不调。②艾灸：用艾条温和灸可改善阴痒、崩漏等症。③拔罐：拔气罐可改善小腿内侧痛、月经不调。④刮痧：用面刮法刮拭可缓解淋证、泄泻等。

功效主治 有益肾、调理二便的作用。主治月经不调、阴痒、阴挺、崩漏、淋证、赤白痢。

KI9 筑宾

定位 位于小腿内侧，太溪穴上5寸，腓肠肌肌腹的内下方。

穴位疗法 ①按摩：用大拇指按揉能治疗小腿内侧痛。②艾灸：用艾条温和灸可改善水肿、疝气等症。③拔罐：拔气罐可改善小腿内侧痛。④刮痧：用面刮法刮拭可缓解口吐涎沫、癫狂等。

功效主治 有理气止痛、宁心安神的作用。主治癫狂、水肿、疝气、呕吐、小腿内侧痛。

KI10 阴谷

定位 位于腘窝内侧，屈膝时，当半腱肌肌腱与半膜肌肌腱之间。

穴位疗法 ①按摩：用大拇指按揉能治疗月经不调、阳痿。②艾灸：用艾条温和灸5~20分钟，可缓解月经不调、疝气、阳痿等。③刮痧：用角刮法刮拭阴谷穴，可以缓解阳痿。

功效主治 有调经益肾的作用。主治月经不调、疝气、阳痿。

KI11 横骨

定位 位于下腹部，当脐下5寸，前正中线旁开0.5寸。

穴位疗法 ①按摩：用大拇指按揉能治疗阳痿、疝气。②艾灸：用艾条温和灸5~20分钟，可改善腹痛、疝气、脱肛、阳痿等症。

功效主治 有调理男性生殖系统的作用。主治阳痿、疝气、脱肛等。

KI12 大赫

定位 位于下腹部，当脐下4寸，前正中线旁开0.5寸。

穴位疗法 ①按摩：用大拇指按揉能治疗阳痿、遗精、小腹痛等症。②艾灸：用艾条温和灸可治疗肾阳虚引起的不孕不育症。

功效主治 有调经助阳的作用。主治阳痿、小腹痛、不孕不育等。

气穴·四满·中注·肓俞·商曲

商曲

仰卧，肚脐上3横指处，再旁开
半横指处即是。

肓俞

仰卧，肚脐旁开半横指处即是。

中注

仰卧，肚脐下1横指处，再旁开
半横指处即是。

四满

仰卧，肚脐下3横指处，再旁开
半横指处即是。

气穴

仰卧，肚脐下4横指处，再旁开
半横指处即是。

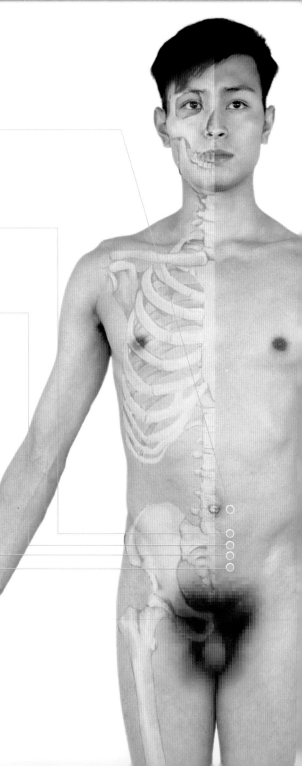

KI13 气穴

定位 位于下腹部，当脐下3寸，前正中线旁开0.5寸。

穴位疗法 ①按摩：用大拇指按揉气穴100~200次，每天坚持，能够治疗腹胀、奔豚证。②艾灸：用艾条温和灸5~20分钟，每日一次，可治疗小便不利、痛经等。

功效主治 有调理冲任、益肾暖胞的作用。主治腹胀、奔豚证、小便不利、痛经。

KI14 四满

定位 位于下腹部，当脐下2寸，前正中线旁开0.5寸。

穴位疗法 ①按摩：用大拇指按揉四满穴100~200次，每天坚持，能够治疗月经不调、小腹痛、遗精等。②艾灸：用艾条温和灸5~20分钟，每日一次，可改善遗精、小腹痛、月经不调等症。③刮痧：用角刮法刮拭，可以缓解月经不调。

功效主治 有理气调经、利水消肿的作用。主治遗精、小腹痛、月经不调。

KI15 中注

定位 位于下腹部，当脐下1寸，前正中线旁开0.5寸。

穴位疗法 ①按摩：用大拇指按揉中注穴100~200次，每天坚持，能够治疗便秘、腹痛等。②艾灸：用艾条温和灸5~20分钟，每日一次，可改善疝气、月经不调等症。③刮痧：用面刮法从上向下刮拭中注穴3~5分钟，隔天一次，可缓解泄泻、痢疾等。

功效主治 有通调经络的作用。主治便秘、腹痛、疝气、月经不调等症。

KI16 肓俞

定位 位于腹中部，当脐中旁开0.5寸。

穴位疗法 ①按摩：用大拇指按揉肓俞穴100~200次，每天坚持，能够治疗便秘、腹痛。②艾灸：用艾条温和灸5~20分钟，每日一次，可改善疝气、月经不调等症。③刮痧：用角刮法从上而下刮拭肓俞穴，每次3分钟。每天一次，可以缓解绕脐痛、呕吐。

功效主治 有固肾滋阴的作用。主治疝气、月经不调、脐痛、呕吐等症。

KI17 商曲

定位 位于上腹部，当脐上2寸，前正中线旁开0.5寸。

穴位疗法 ①按摩：用大拇指按揉商曲穴100~200次，每天坚持，能够治疗腹痛。②艾灸：用艾条温和灸5~20分钟，每日一次，可改善腹中积聚、冷痛等症。③刮痧：用面刮法从上向下刮拭商曲穴3~5分钟，隔天一次，可缓解泄泻、便秘等。

功效主治 有消积止痛的作用。主治腹痛、冷痛、便秘等症。

石关·阴都·腹通谷·幽门·步廊

步廊

仰卧，自乳头向下摸1个肋间隙，该肋间隙中，由前正中线旁开3横指处即是。

幽门

仰卧，肚脐上8横指，再旁开半横指处即是。

腹通谷

仰卧，胸剑联合与肚脐连线中点，直上1横指，再旁开半横指处即是。

阴都

仰卧，胸剑联合与肚脐连线中点，再旁开半横指处即是。

石关

仰卧，肚脐上4横指处，再旁开半横指处即是。

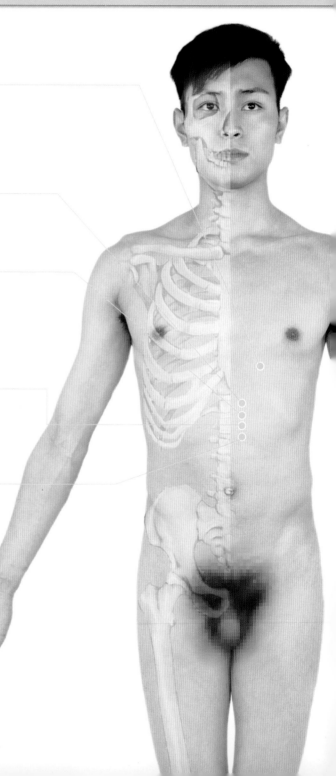

KI18 石关

定位 位于上腹部，当脐上3寸，前正中线旁开0.5寸。

穴位疗法 ①按摩：用大拇指按揉石关穴100～200次，每天坚持，能够治疗呃逆、呕吐、腹胀。②艾灸：用艾条温和灸5～20分钟，每日一次，可改善便秘、呕吐、不孕、产后腹痛等症。③刮痧：用面刮法从上向下刮拭3~5分钟，可缓解腹胀、泄泻等。

功效主治 有消食通便、调理气血的作用。主治便秘、呃逆、呕吐、腹胀。

KI19 阴都

定位 位于上腹部，当脐上4寸，前正中线旁开0.5寸。

穴位疗法 ①按摩：大拇指按100～200次，每天坚持，能治疗胃脘胀痛、呕吐。②艾灸：用艾条温和灸5～20分钟，可改善闭经、月经不调、小腹痛等症。③刮痧：用面刮法即倾斜45°，用刮痧板刮可缓解腹胀、泄泻等。

功效主治 有调理肠胃、宽胸降逆的作用。主治胃脘胀痛、呕吐、小腹痛、腹胀、泄泻。

KI20 腹通谷

定位 位于上腹部，当脐上5寸，前正中线旁开0.5寸。

穴位疗法 ①按摩：用大拇指按揉腹通谷穴100～200次，每天坚持，能够治疗心痛、胃脘胀痛、呕吐。②艾灸：用艾条温和灸5~20分钟，可改善心痛、心悸等疾病。③刮痧：用角刮法从上而下刮拭腹通谷穴，每次3分钟。可以缓解腹胀、腹痛。

功效主治 有健脾和胃的作用。主治心痛、胃脘胀痛、呕吐。

KI21 幽门

定位 位于上腹部，当脐上6寸，前正中线旁开0.5寸。

穴位疗法 ①按摩：用大拇指按揉幽门穴100～200次，每天坚持，能够治疗胃脘胀痛、呕吐。②艾灸：用艾条温和灸5～20分钟，每日一次，可改善胃痛、消化不良、呕吐等症。③刮痧：用角刮法从上而下刮拭，每次3分钟，可以缓解消化不良。

功效主治 有止呕、和胃的作用。主治胃痛、消化不良、呕吐。

KI22 步廊

定位 位于胸部，当第五肋间隙，前正中线旁开2寸。

穴位疗法 ①按摩：用大拇指按揉步廊穴100～200次，每天坚持，能够治疗咳嗽、气喘。②艾灸：用艾条温和灸5～20分钟，每日一次，可改善咳嗽、多痰、呕吐等症。

功效主治 有止咳平喘的作用。主治多痰、咳嗽、气喘等症。

神封·灵墟·神藏·彧中·俞府

俞府

仰卧，锁骨下可触及一凹陷，在此凹陷中，前正中线旁开3横指处即是。

彧中

仰卧，自乳头垂直向上推3个肋间隙，该肋间隙中，由前正中线旁开3横指处即是。

神藏

仰卧，自乳头垂直向上推2个肋间隙，该肋间隙中，由前正中线旁开3横指处即是。

灵墟

仰卧，自乳头垂直向上推1个肋间隙，该肋间隙中，由前正中线旁开3横指处即是。

神封

将食指、中指和无名指并拢，掌心朝内，置于腹部，无名指位于肚脐眼处，食指所在的位置即是。

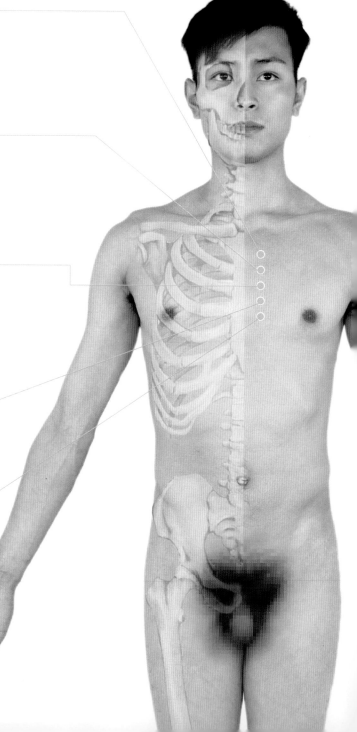

KI23 神封

定位 位于胸部，当第四肋间隙，前正中线旁开2寸。

穴位疗法 ①按摩：用大拇指按揉神封穴100~200次，每天坚持，能够治疗胸胁胀痛、气喘、咳嗽等症。②艾灸：用艾条温和灸5~20分钟，每日一次，可改善胸胁胀痛、咳嗽、呕吐等症状。

功效主治
有消炎止咳的作用。主治胸胁胀痛、气喘、咳嗽。

KI24 灵墟

定位 位于胸部，当第三肋间隙，前正中线旁开2寸。

穴位疗法 ①按摩：用大拇指按揉灵墟穴100~200次，每天坚持，能够治疗失眠、气喘、胸胁胀痛等症状。②艾灸：用艾条温和灸5~20分钟，每日一次，可改善咳嗽、胸胁胀痛等症。

功效主治
有益气平喘的作用。主治失眠、气喘、胸胁胀痛。

KI25 神藏

定位 位于胸部，当第二肋间隙，前正中线旁开2寸。

穴位疗法 ①按摩：用大拇指按揉神藏穴100~200次，每天坚持，能够治疗咳嗽、气喘、胸痛等症。②艾灸：用艾条温和灸5~20分钟，每日一次，可改善咳嗽、呕吐、心痛等症。

功效主治
有消炎平喘的作用。主治咳嗽、气喘、胸痛、呕吐。

KI26 彧中

定位 位于胸部，第一肋间隙，前正中线旁开2寸。

穴位疗法 ①按摩：用大拇指按揉彧中穴100~200次，每天坚持，能够治疗咳嗽、胸痛、气喘等症状。②艾灸：用艾条温和灸5~20分钟，每日一次，可改善心痛、咳嗽痰多等症。

功效主治
有宽胸理气、止咳化痰的作用。主治咳嗽、胸痛、气喘、呕吐。

KI27 俞府

定位 位于胸部，当锁骨下缘，前正中线旁开2寸。

穴位疗法 ①按摩：用大拇指按揉俞府穴100~200次，每天坚持，能够治疗咳嗽、呕吐、胸痛等症状。②艾灸：用艾条温和灸5~20分钟，每日一次，可改善心痛、咳嗽、气喘等症。

功效主治
有止咳平喘、和胃降逆的作用。主治心痛、咳嗽、气喘、胸膜炎。

9 手厥阴心包经

本经起于胸中，出属心包络，向下穿过膈肌，络于上、中、下三焦。其分支从胸中分出，出胁部当腋下3寸处天池穴，向上至腋窝下，沿上肢内侧中线入肘，过腕部，入掌中，沿中指桡侧至末端中冲穴。另一分支从掌中分出，沿无名指尺侧端行，经气于关冲穴与手少阳三焦经相接。

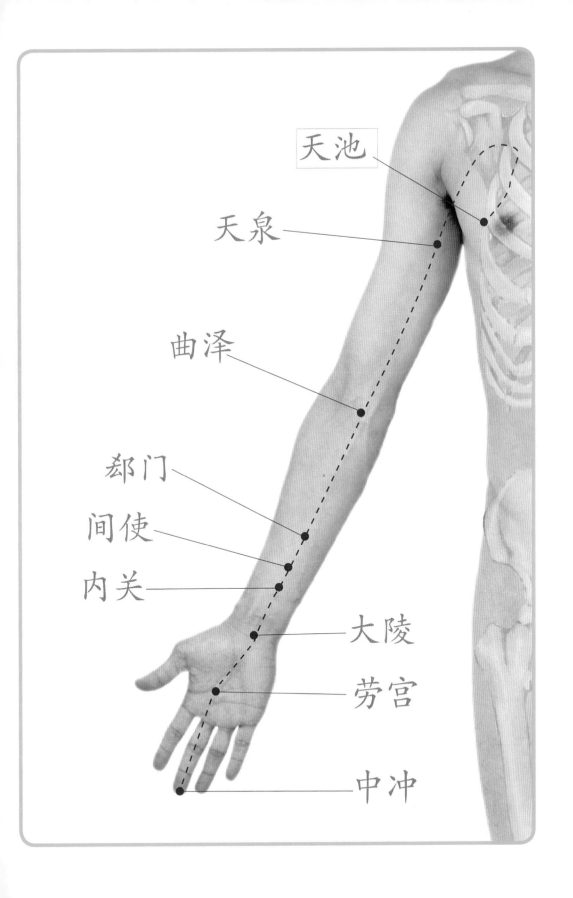

天池

天泉

曲泽

郄门

间使

内关

大陵

劳宫

中冲

天池·天泉·曲泽·郄门·间使

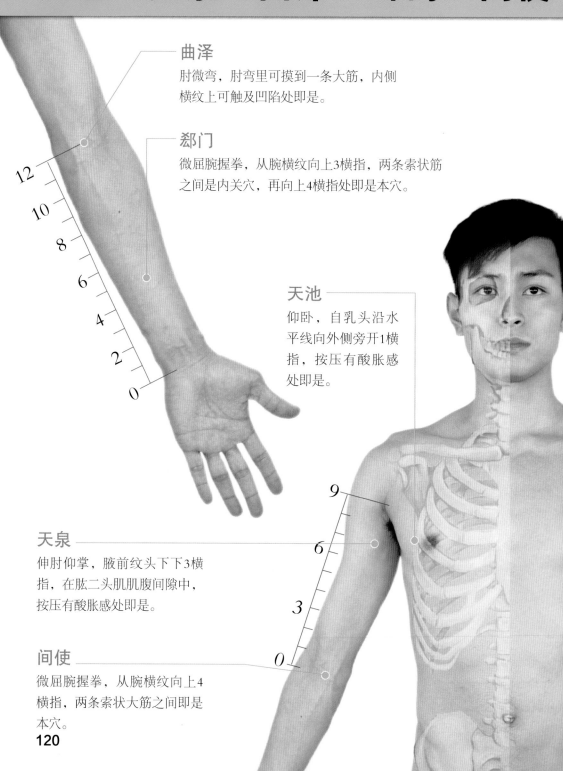

曲泽
肘微弯，肘弯里可摸到一条大筋，内侧横纹上可触及凹陷处即是。

郄门
微屈腕握拳，从腕横纹向上3横指，两条索状筋之间是内关穴，再向上4横指处即是本穴。

天池
仰卧，自乳头沿水平线向外侧旁开1横指，按压有酸胀感处即是。

天泉
伸肘仰掌，腋前纹头下下3横指，在肱二头肌肌腹间隙中，按压有酸胀感处即是。

间使
微屈腕握拳，从腕横纹向上4横指，两条索状大筋之间即是本穴。

PC1 天池

定位 位于胸部，当第四肋间隙，乳头外1寸，前正中线旁开5寸。

穴位疗法 ①按摩：两指揉按能够缓解胸闷、气喘等。②艾灸：用艾条温和灸可改善心痛、咳嗽等。③拔罐：拔气罐可治疗咳嗽。④刮痧：用面刮法从中间向两侧刮拭，可改善乳痈、心烦。

功效主治 有消脂消栓、益心脏的作用。主治心痛、咳嗽、胸闷。

PC2 天泉

定位 位于臂内侧，当腋前纹头下2寸，肱二头肌的长、短头之间。

穴位疗法 ①按摩：两指揉按能够缓解咳嗽、心悸。②艾灸：用艾条温和灸可治疗前臂内侧冷痛。③拔罐：拔气可改善心悸、心痛。④刮痧：用角刮法从上向下刮拭，可缓解失眠、心悸等。

功效主治 有活血通脉、益心脏的作用。主治心悸、心痛、失眠。

PC3 曲泽

定位 位于肘前区，肘横纹上，当肱二头肌腱的尺侧缘凹陷中。

穴位疗法 ①按摩：用大拇指弹拨能改善心悸、心痛、咯血等。②艾灸：用艾条温和灸5~20分钟，可缓解善惊、心痛。③刮痧：用角刮法从上向下刮拭3~5分钟，可治疗热病、心悸、烦躁等。

功效主治 有清心平燥的作用。主治心悸、心痛、烦躁。

PC4 郄门

定位 位于前臂掌侧，掌长肌腱与桡侧腕屈肌腱之间，腕横纹上5寸。

穴位疗法 ①按摩：两指揉按100~200次，能够缓解心痛、心悸。②艾灸：用艾条温和灸5~20分钟，可治疗心痛。③拔罐：用气罐留罐5~10分钟，隔天一次，可治前臂痛。④刮痧：用角刮法从上向下刮拭3~5分钟，可缓解呕血、心痛、衄血、疔疮等。

功效主治 有止血安神的作用。主治心痛、心悸、呕血、衄血、疔疮、治疗前臂痛。

PC5 间使

定位 位于前臂掌侧，当曲泽与大陵的连线上，腕横纹上3寸，掌长肌腱与桡侧腕屈肌腱之间。

穴位疗法 ①按摩：合并三指揉按间使穴100~200次，能缓解呕吐、反胃、心痛等。②艾灸：用艾条温和灸5~20分钟，可治疗心悸、前臂冷痛。③拔罐：用气罐留罐5~10分钟，可改善前臂痛。④刮痧：用角刮法刮拭3~5分钟，可缓解癫狂、烦躁、疟疾等。

功效主治 有安神利心的作用。主治心痛、心悸、癫狂、烦躁。

内关·大陵·劳宫·中冲

劳宫
握拳屈指，中指尖所指掌心
处，按压有酸胀感处即是。

中冲
俯掌，在中指尖端的中央取
穴。

内关
曲肘微握拳，从腕横纹向上3
横指，两条索状筋之间即是。

大陵
微屈腕握拳，在腕横纹上，两
条索状筋之间即是。

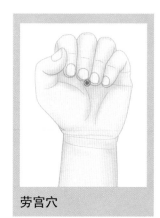

劳宫穴

PC6 内关

定位 位于前臂掌侧，腕远端横纹上2寸，掌长肌腱与桡侧腕屈肌腱之间。

穴位疗法 ①按摩：两指揉按内关穴100～200次，能够缓解呕吐、晕车、心痛等。②艾灸：用艾条温和灸5～20分钟，可治疗痛经。③拔罐：用气罐留罐5~10分钟，可改善前臂痛。④刮痧：用角刮法刮拭3～5分钟，可缓解癫狂、热病、心痛、心悸等。

功效主治 有宁心安神、理气止痛的作用。主治呕吐、晕车、心痛、心悸。

PC7 大陵

定位 位于腕掌横纹的中点处，当掌长肌腱与桡侧腕屈肌腱之间。

穴位疗法 ①按摩：用拇指掐按穴100～200次，能够缓解心绞痛。②艾灸：用艾条雀啄灸5~20分钟，可治疗心绞痛。③刮痧：用角刮法从上向下刮拭3～5分钟，可缓解癫狂、呕吐、口臭等。

功效主治 有清心宁神的作用。主治心绞痛、癫狂、呕吐。

PC8 劳宫

定位 位于掌区，横平第三掌指关节近端，第二、三掌骨之间，偏于第三掌骨。

穴位疗法 ①按摩：大拇指按穴100～200次，能缓解心绞痛。②艾灸：用艾条雀啄灸5～20分钟，可治疗吐血、便血。③刮痧：用角刮法从上向下刮拭3~5分钟，可缓解癫狂、鹅掌风、口疮等。

功效主治 有清心安神、意外急救的作用。主治心绞痛、癫狂、吐血等症。

PC9 中冲

定位 位于手指中指末端最高点。

穴位疗法 ①按摩：用大拇指指尖掐按中冲穴10～15次，每天坚持，能够治疗中风昏迷、热病。②艾灸：用艾条温和灸5～20分钟，每日一次，可治疗心痛。

功效主治 有清热开窍、利喉舌的作用。主治中风昏迷、热病、心痛、惊风。

十四经脉

10 手少阳三焦经

手少阳三焦经起于无名指尺侧指甲角旁的关冲穴，向上沿无名指尺侧至手腕背面，上行尺骨、桡骨之间，通过肘尖，沿上臂外侧向上至肩部，向前行入缺盆，布于膻中，散络心包，穿过膈肌，属上、中、下三焦。其分支从膻中分出，上行出缺盆，至肩部，左右交会并与督脉相会于大椎，上行到项，沿耳后直上出耳上角，止于眉梢的丝竹空穴。

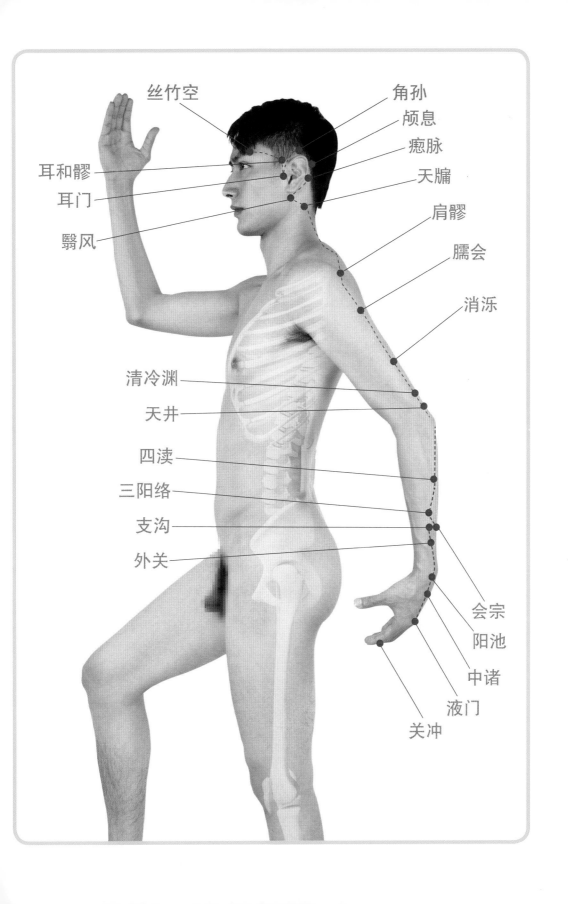

丝竹空　　　　　　　角孙
　　　　　　　　　　颅息
　　　　　　　　　　瘈脉
耳和髎　　　　　　　天牖
耳门　　　　　　　　肩髎
翳风　　　　　　　　臑会
　　　　　　　　　　消泺
清冷渊
天井
四渎
三阳络
支沟
外关
　　　　　　　　　　会宗
　　　　　　　　　　阳池
　　　　　　　　　　中渚
　　　　　　　　　　液门
　　　　　　　　　　关冲

关冲·液门·中渚·阳池·外关·支沟

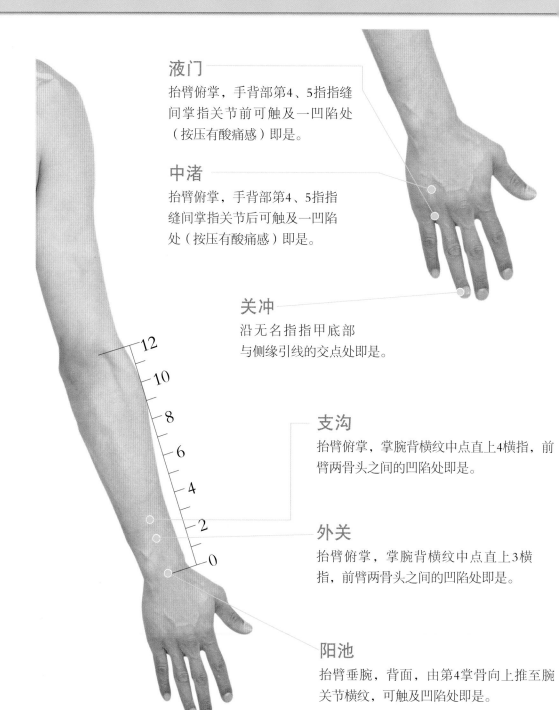

液门

抬臂俯掌，手背部第4、5指指缝间掌指关节前可触及一凹陷处（按压有酸痛感）即是。

中渚

抬臂俯掌，手背部第4、5指指缝间掌指关节后可触及一凹陷处（按压有酸痛感）即是。

关冲

沿无名指指甲底部与侧缘引线的交点处即是。

支沟

抬臂俯掌，掌腕背横纹中点直上4横指，前臂两骨头之间的凹陷处即是。

外关

抬臂俯掌，掌腕背横纹中点直上3横指，前臂两骨头之间的凹陷处即是。

阳池

抬臂垂腕，背面，由第4掌骨向上推至腕关节横纹，可触及凹陷处即是。

SJ1 关冲

定位 位于手指，第四指末节尺侧，距指甲角0.1寸（指寸）。

穴位疗法 ①按摩：用大拇指指尖掐按可改善头痛、目赤。②艾灸：用艾条温和灸5~20分钟，可治疗耳鸣、头痛。

功效主治 有清热、治耳喉疾病的作用。主治耳鸣、头痛、目赤、昏厥。

SJ2 液门

定位 位于手背部，当第四、五指间，指蹼缘后方赤白肉际处。

穴位疗法 ①按摩：用大拇指指尖掐按可防治中暑昏迷、热病等。②艾灸：用艾条温和灸5~20分钟，可治疗心痛。

功效主治 有清火散热消炎的作用。主治中暑昏迷、热病、心痛。

SJ3 中渚

定位 位于手背部，第四、五掌骨间，第四掌指关节近端凹陷处。

穴位疗法 ①按摩：用大拇指指尖掐按可防治五指屈伸不利、头痛等。②艾灸：用艾条温和灸5~20分钟，可治疗耳鸣、耳聋。

功效主治 有开窍益聪的作用。主治头痛、耳鸣、耳聋、咽喉肿痛等症。

SJ4 阳池

定位 位于腕背横纹中，当指总伸肌腱的尺侧缘凹陷处。

穴位疗法 ①按摩：大拇指按可缓解手腕痛。②艾灸：艾条灸可治疗肩背痛。③刮痧：用面刮法刮拭，可治疗糖尿病。

功效主治 有清热通络的作用。主治肩背痛、手腕痛、糖尿病。

SJ5 外关

定位 位于前臂背侧，当阳池与肘尖的连线上，腕背横纹上2寸，尺骨与桡骨之间。

穴位疗法 ①按摩：用大拇指指尖掐按可治疗便秘、头痛、耳鸣。②艾灸：用艾条温和灸可治疗耳鸣、耳聋、肩背痛等症。③刮痧：用面刮法从上向下刮拭，可缓解便秘、伤寒热病、耳鸣等。

功效主治 有祛火通络的作用。主治便秘、头痛、耳鸣等症。

SJ6 支沟

定位 位于前臂背侧，腕背横纹上3寸，尺骨与桡骨之间。

穴位疗法 ①按摩：大拇指按可防治偏头痛。②刮痧：面刮法刮拭可治疗偏头痛等。③艾灸：艾条灸可治疗偏头痛、耳鸣、耳聋。

功效主治 有清利三焦、通便利脏的作用。主治偏头痛、耳鸣、耳聋、热病。

会宗·三阳络·四渎·天井·清冷渊·消泺

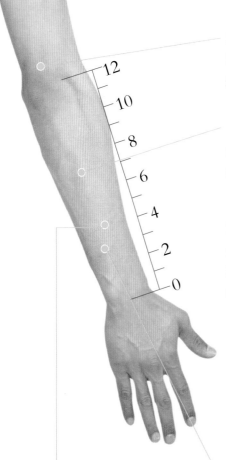

天井

屈肘，肘尖直上1横指的凹陷处即是。

四渎

先找到阳池穴，其与肘尖连线上，肘尖下7横指处即是。

消泺

先取肩髎穴，其与肘尖连线上，肩髎穴下7横指处即是。

清冷渊

屈肘，肘尖直上3横指凹陷处即是。

三阳络

先找到支沟穴，直上1横指，前臂两骨头之间凹陷处即是。

会宗

抬臂俯掌，掌腕背横纹中点直上4横指，支沟尺测，尺骨桡侧，大拇指侧按压有酸胀感处即是。

SJ7　会宗

定位 位于前臂背侧，当腕背横纹上3寸，支沟尺侧，尺骨的桡侧缘。

穴位疗法 ①按摩：用大拇指按揉会宗穴可防治耳鸣耳聋。②艾灸：艾条灸5~20分钟，可治偏头痛、耳鸣、耳聋等症。③刮痧：面刮法刮拭3~5分钟，可治疗耳鸣、耳聋、热病、偏头痛等。

功效主治 有安神定志、治耳疾的作用。主治偏头痛、耳鸣、耳聋、癫痫。

SJ8　三阳络

定位 位于前臂背侧，腕背横纹上4寸，尺骨与桡骨之间。

穴位疗法 ①按摩：大拇指按揉可防治上肢偏瘫。②艾灸：艾条灸5~20分钟，可治耳鸣、耳聋等。③刮痧：面刮法即倾斜45°，用刮痧板的1/3边缘刮拭三阳络穴，可治疗胸肋痛等。

功效主治 有开窍镇痛的作用。主治胸肋痛、耳鸣、耳聋。

SJ9　四渎

定位 位于前臂背侧，当阳池与肘尖的连线上，肘尖下5寸，尺骨与桡骨之间。

穴位疗法 ①按摩：大拇指按可缓解手臂酸痛。②艾灸：艾条灸可治耳鸣、耳聋等。③刮痧：面刮法刮可治手臂疼痛。

功效主治 有开窍聪耳、清利咽喉的作用。主治偏头痛、耳鸣、耳聋、眩晕。

SJ10　天井

定位 位于臂外侧，屈肘时，当肘尖直上1寸凹陷处。

穴位疗法 ①按摩：用大拇指按揉100~200次，每天坚持，可防治偏头痛。②艾灸：用艾条雀啄灸5~20分钟，每日一次，可治疗偏头痛、耳鸣、耳聋等症。

功效主治 有行气散结、安神通络的作用。主治偏头痛、耳鸣、耳聋。

SJ11　清冷渊

定位 位于臂外侧，屈肘时，当肘尖直上2寸。

穴位疗法 ①按摩：大拇指按100~200次，可改善前臂痛。②艾灸：艾条回旋灸可治疗偏头痛、耳鸣、耳聋等。③刮痧：面刮法即倾斜45°，用刮痧的1/3边缘刮拭清冷渊穴，可治手臂痛。

功效主治 有疏散风寒、通经止痛的作用。主治前臂痛、偏头痛、耳鸣、耳聋。

SJ12　消泺

定位 位于臂后区，肘尖与肩峰角连线上，肘尖上5寸。

穴位疗法 ①按摩：大拇指按揉可防治头痛。②艾灸：用艾条温和灸5~20分钟，每日一次，可治疗头痛、臂痛等。③刮痧：面刮法即倾斜45°，用刮痧的1/3边缘刮拭消泺穴，可治手臂痛。

功效主治 有清热安神、活络止痛的作用。主治头痛、臂痛。

臑会·肩髎·天髎·天牖·翳风·瘛脉

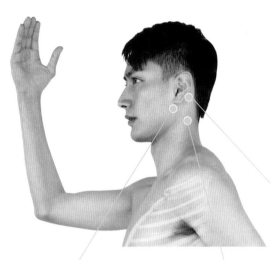

天髎
肩胛部，肩胛骨上角，其上方的凹陷处（按压有酸痛感）即是。

肩髎
外展上臂，肩膀后下方呈现凹陷处即是。

瘛脉
翳风穴和角孙穴做耳轮连线，中、下1/3交点处即是。

翳风
头偏向一侧，将耳垂下压，所覆盖范围中的凹陷处即是。或将耳垂向后按，耳垂后陷中处即是。

天牖
找到下颌角，乳突后方直下，平下颌角的凹陷处即是。

臑会
先找到肩髎穴，其与肘尖连线上，肩髎穴下4横指处即是。

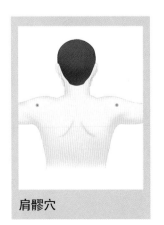

肩髎穴

SJ13 臑会

定位 位于臂外侧，当肘尖与肩髎的连线上，肩髎下3寸，三角肌的后下缘。

穴位疗法 ①按摩：大拇指按可缓解肩臂痛。②艾灸：艾条温和灸可治疗瘿气。③刮痧：用面刮法刮拭臑会穴，可治手臂疼痛。

功效主治 有化痰散结、通络止痛的作用。主治肩臂痛、瘿气。

SJ14 肩髎

定位 肩髎穴位于肩部，肩髃后方，当臂外展时，于肩峰后下方呈现凹陷处。

穴位疗法 ①按摩：大拇指揉按可缓解肩臂痛。②艾灸：艾条灸可治肩臂冷痛、肋间神经痛等。③刮痧：点按法反复刮15~30次。

功效主治 有祛湿通络的作用。主治肩臂痛、肋间神经痛。

SJ15 天髎

定位 位于肩胛部，肩井与曲垣的中间，当肩胛骨上角处。

穴位疗法 ①按摩：大拇指按可缓解肩臂痛等。②艾灸：艾条灸可治肩背冷痛、上肢痹痛等。③刮痧：角刮法刮可缓解肩臂痛。

功效主治 有祛风、消颈肩痛的作用。主治肩臂痛、落枕、上肢痹痛。

SJ16 天牖

定位 位于颈侧部，当乳突的后下方，平下颌角，胸锁乳突肌的后缘。

穴位疗法 ①按摩：大拇指按按可改善耳鸣、颈痛。②刮痧：角刮法刮可缓解耳鸣、头昏等。③艾灸：艾条灸可治耳鸣、偏头痛。

功效主治 有清头明目、通经活络的作用。主治偏头痛、耳鸣、颈痛、头昏、鼻塞。

SJ17 翳风

定位 位于耳垂后方，当乳突与下颌角之间的凹陷处。

穴位疗法 ①按摩：用大拇指按揉可治疗口噤不开。②艾灸：用艾条温和灸5~20分钟，可治疗面瘫。

功效主治 有利颊、聪耳、正口僻的作用。主治面瘫、口噤不开。

SJ18 瘈脉

定位 位于头部，耳后乳突中央，当角孙与翳风之间，沿耳轮连线的中、下1/3的交点处。

穴位疗法 ①按摩：用大拇指按揉可改善头痛、耳鸣。②艾灸：用艾条温和灸5~20分钟，可治疗呕吐、泄泻。③刮痧：用角刮法从上向下刮拭瘈脉穴3~5分钟，可缓解呕吐。

功效主治 有熄风解痉、活络通窍的作用。主治头痛、耳鸣、呕吐、泄泻。

颅息·角孙·耳门·耳和髎·丝竹空

角孙

在头部，将耳廓折叠向前，找到耳尖，耳尖直上入发际处即是。

丝竹空

在面部，眉毛外侧缘眉梢凹陷处。

耳和髎

在头侧部，鬓发后缘作垂直线，耳廓根部作水平线，二者交点处即是。

耳门

耳屏上缘的前方，张口有凹陷处即是。

颅息

先找到翳风穴和角孙穴，二者之间做耳轮连线，上、中1/3交点处即是。

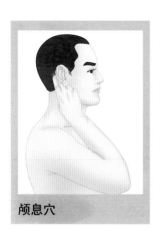

颅息穴

SJ19 颅息

定位 位于头部，当角孙与翳风之间，沿耳轮连线的上、中1/3的交点处。

穴位疗法 ①按摩：大拇指按100~200次，可改善偏头痛、耳鸣。②艾灸：用艾条温和灸5~20分钟，可治疗呕吐、泄泻。③刮痧：用角刮法即倾斜45°角刮拭颅息穴，可缓解牙痛。

SJ20 角孙

定位 位于头部，折耳廓向前，当耳尖直上入发际处。

穴位疗法 ①按摩：大拇指按100~200次，可改善头项痛、眩晕、耳鸣。②艾灸：用艾条温和灸5~20分钟，每日一次，可治疗牙痛、目翳。③刮痧：用角刮法即倾斜45°角轻轻沿发际线刮拭角孙穴，15-30次，隔天一次，可缓解牙痛。

SJ21 耳门

定位 位于面部，当耳屏上切迹的前方，下颌骨髁状突后缘，张口有凹陷处。

穴位疗法 ①按摩：用大拇指按揉耳门穴100~200次，每天坚持，可改善牙痛、耳鸣。②艾灸：用艾条温和灸5~20分钟，每日一次，可治疗耳鸣、耳聋。

SJ22 耳和髎

定位 位于头侧部，当鬓发后缘，平耳廓根之前方，颞浅动脉的后缘。

穴位疗法 ①按摩：大拇指按100~200次，可改善耳聋、耳鸣。②艾灸：用艾条温和灸5~20分钟，可治耳鸣、耳聋。③刮痧：用角刮法刮拭角孙穴，15-30次，隔天一次，可缓解牙痛。

SJ23 丝竹空

定位 位于面部，当眉梢凹陷处。

穴位疗法 ①按摩：用大拇指按揉丝竹空穴100~200次，每天坚持，可改善牙痛、目上视、头晕。②刮痧：用面刮法倾斜45°轻轻沿眉毛刮拭丝竹空穴，15~30次，力度适中，不出痧。隔天一次，可明目、治眼疾。

十 四 经 脉

11 足少阳胆经

足少阳胆经起于眼外眦的瞳子髎，上行至额角，环绕侧头部，向下循行耳部，至肩入缺盆，再走到腋下，沿胸腹侧面，在髋关节与眼外角支脉会合，然后沿下肢外侧中线下行，经外踝前，至足背，止于足第四趾外侧端的足窍阴穴。

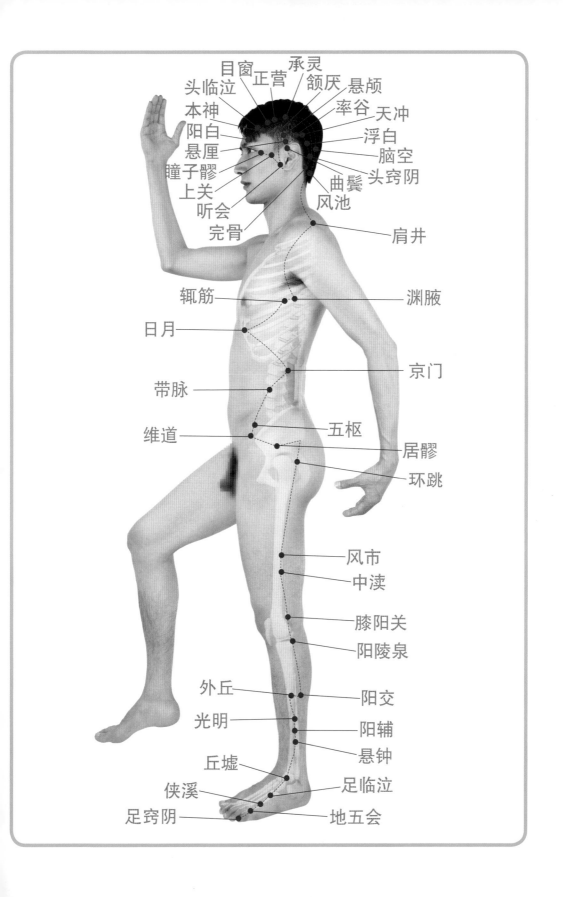

瞳子髎·听会·上关·颔厌·悬颅·悬厘

颔厌

先找到头维穴和曲鬓穴，两穴连线，上1/4处即是。

悬厘

先找到头维穴和曲鬓穴，两穴连线，下1/4处即是。

瞳子髎

正坐，目外眦旁，眼眶外侧缘处。

听会

正坐，耳屏下缘前方，张口有凹陷处即是。

上关

正坐，耳屏往前2横指，耳前颧骨弓上侧凹陷处即是。

悬颅

先找到头维穴和曲鬓穴，两穴连线，中点处即是。

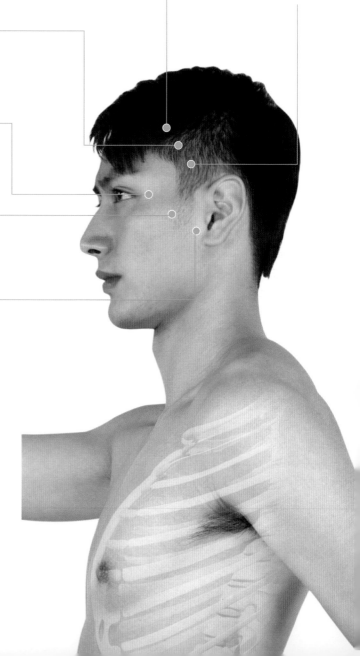

GB1 瞳子髎

定位 位于面部，目外眦旁0.5寸处，当眶外侧缘处。

穴位疗法 用食指指腹揉按3~5分钟，长期按摩，可改善头痛、目赤、目痛、白内障、怕光、去除眼角皱纹等。

GB2 听会

定位 位于面部，当屏间切迹的前方，下颌骨髁突的后缘，张口有凹陷处。

穴位疗法 ①按摩：用指腹揉按可改善耳鸣、耳聋、中耳炎等。②艾灸：用艾条温和灸灸治可治疗牙痛、三叉神经痛等症。

GB3 上关

定位 位于耳前，下关直上，当颧弓的上缘凹陷处。

穴位疗法 ①按摩：食指可改善耳鸣、耳聋、中耳炎等。②艾灸：用艾条温和灸可治疗头痛、小儿惊风、口眼歪斜等症状。③刮痧：用角刮法刮拭穴位，可治面瘫、齿痛等症。

GB4 颔厌

定位 位于头部鬓发处，头维穴与曲鬓穴弧形连线的上1/4与下3/4交点处。

穴位疗法 ①按摩：用拇指指尖按揉改善头痛、眩晕等。②艾灸：用艾条温和灸灸治可治疗耳鸣、目外眦痛、结膜炎、牙痛等症。

GB5 悬颅

定位 位于头部鬓发上，当头维与曲鬓弧形连线的中点处。

穴位疗法 ①按摩：拇指按可改善头痛、目赤肿痛等。②艾灸：用艾条温和灸灸治可治疗目赤肿痛、目外眦痛等症。③刮痧：用刮痧板边缘刮拭穴位，可治目外眦痛、牙痛等病症。

GB6 悬厘

定位 位于头部鬓发处，头维穴与曲鬓穴弧形连线的上3/4与下1/4交点处。

穴位疗法 ①按摩：用拇指揉按可改善头痛、神经衰弱等。②艾灸：用艾条温和灸灸治可治疗颜面浮肿、目赤肿痛、耳鸣等症。

曲鬓·率谷·天冲·浮白·头窍阴·完骨

曲鬓

在耳前鬓角发际后缘作垂直线，与耳尖水平线相交处即是。

天冲

耳根后缘，直上入发际3横指处即是。

率谷

先找到角孙穴，直上2横指处即是。

浮白

从耳根上缘向后入发际量1横指，按压有凹陷处即是。

头窍阴

先找到天冲穴和完骨穴，二者弧形连线，下1/3处即是。

完骨

耳后下方，可摸到一明显突起，其后下方凹陷处即是。

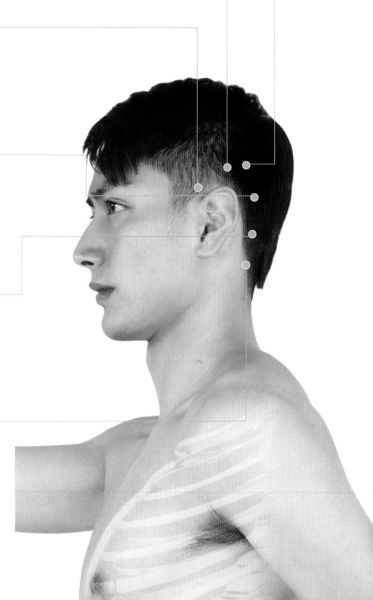

GB7 曲鬓

定位 位于颧骨弓上方1.5寸于耳边发际交会处。

穴位疗法 ①按摩：手指先顺时针按，再逆时针按，可改善偏头痛等。②艾灸：刮痧板边缘刮拭穴位，可治目外眦痛、牙痛等。③刮痧：用角刮法刮拭穴位可治疗牙关紧闭、齿痛等病症。

功效主治 有清心开窍的作用。主治偏头痛、目赤肿痛、牙关紧闭、齿痛。

GB8 率谷

定位 位于头部，当耳尖直上入发际1.5寸。

穴位疗法 ①按摩：拇指按3~5分钟，可改善偏头痛、目眩等。②艾灸：艾条温和灸灸治5~10分钟，可治惊痫、面瘫等症状。③刮痧：用面刮法刮拭穴位1分钟，可治疗耳鸣、胃炎、呕吐等症。

功效主治 有平肝熄风、治偏头痛的作用。主治偏头痛、目眩、惊痫、面瘫。

GB9 天冲

定位 位于头部，耳根后缘直上，入发际2寸，率谷穴后0.5寸。

穴位疗法 ①按摩：用拇指指尖揉按可改善癫痫等。②艾灸：用艾条温和灸，可治头痛、牙龈肿痛、癫痫等症状。③刮痧：用角刮法刮拭穴位2~3分钟，可治疗头痛、牙龈肿痛等症。

功效主治 有祛风定惊、清热消肿的作用。主治头痛、牙龈肿痛、癫痫。

GB10 浮白

定位 位于耳根上缘向后入发际横量1寸处。

穴位疗法 ①按摩：拇指按可改善头痛、中风后遗症等。②艾灸：艾条温和灸，可治头痛、牙龈肿痛、癫痫等症状。③刮痧：用角刮法刮拭穴位，可治疗目痛、扁桃体炎、支气管炎等症。

功效主治 有理气止痛的作用。主治头痛、中风后遗症、目痛、扁桃体炎、支气管炎。

GB11 头窍阴

定位 位于耳后乳突的后上方，当天冲与完骨的中1/3与下1/3交点处。

穴位疗法 ①按摩：用拇指指尖顺时针揉按2~3分钟，可改善头痛、三叉神经痛等。②艾灸：用艾条温和灸灸治5~10分钟，可治疗眩晕、耳鸣、耳聋、耳痛等症状。

功效主治 有平肝镇痛、开窍聪耳的作用。主治眩晕、耳鸣、耳聋、耳痛、三叉神经痛。

GB12 完骨

定位 位于头部，耳后乳突后下方凹陷处。

穴位疗法 ①按摩：用手指指尖揉按可改善头痛、失眠等。②艾灸：用艾条温和灸灸治可治疗面瘫、落枕、中耳炎等症。

功效主治 有祛风清热安神的作用。主治面瘫、落枕、中耳炎。

本神·阳白·头临泣·目窗·正营·承灵

本神

正坐，从外眼角直上入发际半横指，按压有酸痛感处即是。

阳白

正坐眼向前平视，自眉中直上1横指处即是。

目窗

正坐眼向前平视，自眉中直上，入发际2横指处即是。

头临泣

正坐眼向前平视，自眉中直上，入发际半横指处即是。

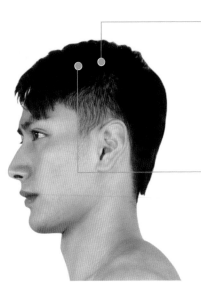

承灵

先找到百会穴，向前1横指作一水平线，再找到目窗穴，作一垂直线，两条线交点即是。

正营

取前发际到百会穴的中点作一水平线，再找到目窗穴，作一垂直线，两条线交点即是。

GB13 本神

定位 位于头部，当前发际上0.5寸，神庭穴旁开3寸。

穴位疗法 ①按摩：拇指按可改善头痛、目眩等。②艾灸：用艾条温和灸可治疗目眩、癫痫、失眠等症状。③刮痧：用面刮法刮拭本神穴30次，可治疗失眠、偏瘫等病症。

功效主治 有调神开窍的作用。主治头痛、目眩、癫痫、失眠。

GB14 阳白

定位 位于前额部，瞳孔直上，眉毛上方1寸处。

穴位疗法 ①按摩：手指按可改善头痛、眩晕、面瘫等。②艾灸：用艾条温和灸可治视物模糊、夜盲症等症状。③刮痧：用面刮法刮拭本神穴30次，可治疗失眠、偏瘫等病症。

功效主治 有清头明目、祛风泄热的作用。主治头痛、眩晕、面瘫、近视、沙眼。

GB15 头临泣

定位 位于头部，当瞳孔直上入前发际0.5寸。

穴位疗法 ①按摩：用手指指尖揉按3~5分钟，长期按摩，可改善头痛、目眩等。②艾灸：艾条温和灸可治疗目翳、鼻炎等症状。③刮痧：用面刮法刮拭穴位1~2分钟，可治疗目赤肿痛、流泪、目翳等病症。

功效主治 有聪耳明目、安神定志的作用。主治头痛、目眩、目赤肿痛、流泪、目翳。

GB16 目窗

定位 位于头部，当前发际上1.5寸，头正中线旁开2.25寸。

穴位疗法 ①按摩：手指按可改善头痛等。②艾灸：艾条温和灸治可癫痫等。③刮痧：面刮法刮可治目赤肿痛、近视等。

功效主治 有明目安神的作用。主治头痛、目眩、癫痫、面部浮肿、目赤肿痛。

GB17 正营

定位 位于人体的头部，当前发际上2.5寸，头正中线旁开2.25寸。

穴位疗法 ①按摩：拇指按可改善头痛、头晕、目眩等。②艾灸：艾条温和灸可治头痛、头晕、呕吐等症。③刮痧：用面刮法刮拭正营穴3~5分钟，可治疗唇吻强急、齿痛等病症。

功效主治 有平肝明目、定眩止呕的作用。主治头痛、头晕、目眩、齿痛、呕吐。

GB18 承灵

定位 位于头部，前发际上4寸。

穴位疗法 ①按摩：用食、中、无名指指尖揉按3~5分钟，长期按摩，可改善头晕、眩晕、耳鸣等。②艾灸：用艾条温和灸灸治5~10分钟，可治疗目痛、鼻渊、鼻出血、鼻窒等症状。

功效主治 有通利官窍、疏肝通络的作用。主治目痛、鼻渊、鼻出血、头晕、眩晕、耳鸣。

脑空·风池·肩井·渊腋·辄筋·日月

脑空

在后脑勺摸到隆起的最高骨，上缘外3横指凹陷处即是。

风池

正坐，后头骨下两条大筋外缘陷窝中，与耳垂齐平处即是。

肩井

先找到大椎穴，再找到锁骨肩峰端，二者连线中点即是。

渊腋

正坐举臂，从腋横纹水平沿腋中线直下4横指处即是。

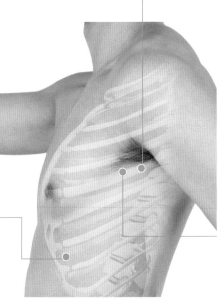

日月

正坐或仰卧，自乳头垂直向下推3个肋间隙，按压有酸胀处即是。

辄筋

正坐举臂，从渊腋穴向前下量1横指处即是。

GB19 脑空

定位 位于脑部，当枕外隆凸的上缘外侧，头正中线旁开2.25寸。

穴位疗法 ①按摩：用食指指尖揉按可改善目眩、哮喘、癫痫等。②艾灸：用艾条温和灸灸治可治疗哮喘、癫痫、心悸等症。③刮痧：面刮法刮拭脑空穴30次，可治疗头痛、感冒等病症。

功效主治 有散风清热、醒脑宁神的作用。主治目眩、哮喘、癫痫、头痛、心悸。

GB20 风池

定位 位于项部，在枕骨之下，胸锁乳突肌与斜方肌上端之间的凹陷处。

穴位疗法 ①按摩：拇指按可改善头痛、眩晕等。②艾灸：艾条灸可治耳聋、中风等。③刮痧：面刮法刮可治头痛、感冒等。

功效主治 有平肝熄风、通利官窍的作用。主治头痛、眩晕、耳聋、中风、颈痛、口眼歪斜。

GB21 肩井

定位 位于肩部，在大椎穴与肩峰连线中点，肩部最高处。

穴位疗法 ①按摩：拇指按可改善肩部酸痛、肩周炎等。②艾灸：艾条灸可治中风等。③刮痧：面刮法刮可治眼睛疲劳、耳鸣等症。

功效主治 有消炎止痛、祛风解毒的作用。主治肩部酸痛、肩周炎、高血压、中风、落枕。

GB22 渊腋

定位 渊腋穴位于腋部，当腋中线上，腋窝下3寸，第四肋间隙中。

穴位疗法 ①按摩：两指按可改善哮喘等。②艾灸：艾条灸可治流涎等症状。③刮痧：角刮法刮可治胸肋痛、哮喘、呕吐等。

功效主治 有理气宽胸、消肿通经的作用。主治胸肋痛、哮喘、流涎、呕吐、腋肿。

GB23 辄筋

定位 位于侧胸部，渊腋前1寸，第四肋间隙中。

穴位疗法 ①按摩：两指按可改善哮喘、流涎等。②艾灸：艾条温和灸可治胸肋痛、哮喘、呕吐等症状。③刮痧：用角刮法刮拭穴位30次，可治胸肋痛、哮喘、呕吐、腋等病症。

功效主治 有降逆平喘、理气止痛的作用。主治胸肋痛、哮喘、呕吐、腋肿。

GB24 日月

定位 位于人体上腹部，当乳头直下，第七肋间隙，前正中线旁开4寸。

穴位疗法 ①按摩：手掌按可改善胸胁痛等。②艾灸：艾条灸可治黄疸、胸胁痛等。③拔罐：留罐10-15分钟可治胃痛等病症。④刮痧：用角刮法刮拭，可治疗呕吐、肝炎、胆囊炎等症。

功效主治 有利胆疏肝、降逆和胃的作用。主治胸胁痛、胃痛、胃痛、呕吐、肝炎。

京门 · 带脉 · 五枢 · 维道 · 居髎

京门

先找到章门穴，其后2横指处即是。

带脉

腋中线与肚脐水平线相交处即是。

五枢

从肚脐向下4横指处作水平线，与髂前上棘相交处即是。

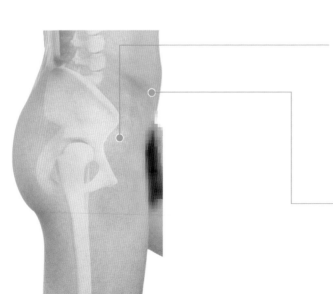

居髎

髂前上棘是侧腹隆起的骨性标志，股骨大转子是髋部最隆起处，二者连线中点即是。

维道

先找到五枢穴，其前下半横指处即是。

GB25 京门

定位 位于腰部侧端，第十二肋游离端下方凹陷处；章门穴后1.8寸处。

穴位疗法 ①按摩：拇指按可改善小便不利、腰胁痛等。②艾灸：用艾条温和灸灸治5~10分钟，可治水肿、腰痛、肠鸣等症状。③刮痧：用面刮法刮拭京门穴2分钟，稍出痧即可，隔天一次，可治疗肾炎、腹胀、小腹痛等病症。

功效主治 有消胀、健腰、利水的作用。主治小便不利、肾炎、腰胁痛、水肿。

GB26 带脉

定位 位于侧腹部，当第十一肋骨游离端下方垂线与脐水平线的交点上。

穴位疗法 ①按摩：两指按3~5分钟，长期按摩，可改善月经不调、经闭等。②艾灸：艾条温和灸可治带下、经闭、疝气等症状。③拔罐：气罐留罐10-15分钟，可治疗小腹疼痛、子宫内膜炎、腹痛等。④刮痧：面刮法刮拭可治疝气、盆腔炎等症。

功效主治 有行气活血的作用。主治月经不调、经闭、小腹疼痛。

GB27 五枢

定位 位于侧腹部，当髂前上棘的前方，横平脐下3寸处。

穴位疗法 ①按摩：拇指按可改善月经不调、疝气等。②艾灸：用艾条温和灸灸治5~10分钟，可治便秘、腰痛等症。③刮痧：用角刮法刮拭穴位30次，可治腹痛、带下、月经不调等病症。

功效主治 有调经止带、调整下焦的作用。主治月经不调、疝气、便秘、腰痛。

GB28 维道

定位 位于侧腹部，髂前上棘的前下方，五枢穴前下0.5寸。

穴位疗法 ①按摩：手指按可改善带下、盆腔炎、子宫脱垂等。②艾灸：用艾条雀啄灸灸治5~10分钟，一天一次，可治疗腹痛、子宫内膜炎、带下等症状。③刮痧：用角刮法刮拭穴位1分钟，以皮肤发红为宜，可治疗肠炎、阑尾炎、肾炎等病症。

功效主治 有调理冲任、利水止痛的作用。主治腹痛、带下、盆腔炎、子宫脱垂、阑尾炎、肾炎。

GB29 居髎

定位 位于髋部，当髂前上棘与股骨大转子最凸点连线的中点处。

穴位疗法 ①按摩：用手掌大鱼际按擦5~10分钟，长期按摩，可改善疝气、下肢痿痹等。②艾灸：用艾条温和灸灸治5~10分钟，一天一次，可治疗睾丸炎、肾炎等症状。

功效主治 有舒筋活络、益肾强健的作用。主治疝气、下肢痿痹、睾丸炎、肾炎。

第2章
足少阳胆经／京门・带脉・五枢・维道・居髎

145

环跳 · 风市 · 中渎 · 膝阳关 · 阳陵泉

环跳

股骨大转子最高点与骶管裂孔作一直线，外1/3与内2/3的交点处即是。

风市

直立垂手指，手掌并拢伸直，中指尖处即是。

中渎

先找到风市穴，直下3横指处即是。

膝阳关

屈膝90度，膝上外侧有一高骨（股骨外上踝），其上方有一凹陷处即是。

阳陵泉

屈膝90度，膝关节外下方，腓骨小头前下方凹陷处即是。

19
18

15

12

9

6

3

0

GB30 环跳

定位 位于臀部，侧卧屈股，股骨大转子最高点与骶管裂孔连线的外1/3与中1/3交点处。

穴位疗法 ①按摩：用手掌大鱼际擦按5~10分钟，长期按摩，可改善下肢麻痹、坐骨神经痛等。②艾灸：用温和灸灸治5~10分钟，一天一次，可治疗脚气、感冒、风疹等症状。

功效主治 有利腰腿、通经络的作用。主治下肢麻痹、坐骨神经痛、脚气、感冒、风疹。

GB31 风市

定位 位于大腿外侧部的中线上，当腘横纹水平线上7寸。

穴位疗法 ①按摩：手指压揉可改善下肢痿痹、腰腿疼痛等。②艾灸：艾条温和灸灸治5~10分钟，可治坐骨神经痛、头痛等症状。③拔罐：气罐留罐10-15分钟，可治偏瘫、半身不遂等病症。

功效主治 有祛风化湿的作用。主治下肢痿痹、腰腿疼痛、骨神经痛、偏瘫、头痛。

GB32 中渎

定位 位于大腿外侧，横纹上5寸，股外侧肌与股二头肌之间。

穴位疗法 ①按摩：手指压揉可改善下肢痿痹、麻木等。②艾灸：艾条温和灸可治疗腓肠肌痉挛、下肢痿痹等症状。③拔罐：气罐留罐10-15分钟，可治半身不遂、坐骨神经痛，中风后遗症等。④刮痧：面刮法刮拭，可治半身不遂、坐骨神经痛等病症。

功效主治 有通经、祛寒、止痛的作用。主治下肢痿痹、麻木、半身不遂、坐骨神经痛。

GB33 膝阳关

定位 位于膝部外侧，当股骨外上髁上方的凹陷处。

穴位疗法 ①按摩：手指按可改善膝关节炎、下肢瘫痪等症。②艾灸：艾条温和灸可治脚气、呕吐等症。③拔罐：气罐留罐10-15分钟，可治膝关节炎、下肢瘫痪、小腿麻木等症。④刮痧：用面刮法刮拭膝阳关穴，可治小腿麻木、坐骨神经痛等症。

功效主治 有疏利关节、祛风化湿的作用。主治膝关节炎、下肢瘫痪、腘筋挛急、小腿麻木、坐骨神经痛。

GB34 阳陵泉

定位 位于小腿外侧，腓骨小头前下方的凹陷中。

穴位疗法 ①按摩：手指按可改善下肢痿痹、膝关节炎等。②艾灸：艾条温和灸可治高血压、呕吐、黄疸等症。③拔罐：气罐留罐10-15分钟，可治小儿惊风、破伤风等病症。④刮痧：面刮法刮拭可治半身不遂、下肢痿痹等病症。

功效主治 有疏肝解郁、强健腰膝的作用。主治下肢痿痹、膝关节炎、小儿惊风、半身不遂、破伤风。

阳交·外丘·光明·阳辅·悬钟

阳交

腘横纹头与外踝尖连线
上，中点向下1横指，腓
骨后缘处即是。

外丘

腘横纹头与外踝尖连线
上，中点向下1横指，腓
骨前缘处即是。

光明

先找到外丘穴，沿腓骨前
缘向下3横指处即是。

阳辅

先找到外丘穴，沿腓骨前
缘向下4横指处即是。

悬钟

外踝尖直上4横指处，腓
骨前缘处即是。

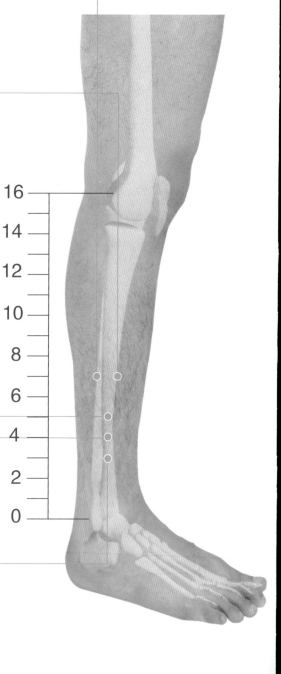

16
14
12
10
8
6
4
2
0

GB35 阳交

定位 位于小腿外侧，当外踝尖上7寸，腓骨后缘。

穴位疗法 ①按摩：拇指与食、中指、无名指成钳形掐揉3~5分钟，可改善下肢痿痹、哮喘等。②艾灸：艾条温和灸可治坐骨神经痛等症。③拔罐：气罐留罐10~15分钟，可治哮喘、癫痫等病症。④刮痧：刮痧板边缘刮拭可治癫痫、神经病等病症。

功效主治 有祛风除湿、安神定志的作用。主治坐骨神经痛、下肢痿痹、癫痫、神经病。

GB36 外丘

定位 外丘穴位于小腿外侧，外踝尖上7寸处，与阳交穴相平。

穴位疗法 ①按摩：拇指按可改善下肢麻痹，癫痫等。②艾灸：艾条温和灸可治胸胁痛、腿痛等症状。③拔罐：气罐留罐10~15分钟，可治腓肠肌痉挛、下肢麻痹等病症。④刮痧：面刮法刮拭穴位，可治疗腓神经痛、腓肠肌痉挛等病症。

功效主治 有舒肝理气、通络安神的作用。主治下肢麻痹、癫痫、胸胁痛、腿痛。

GB37 光明

定位 位于小腿外侧，当外踝尖上5寸，腓骨前缘。

穴位疗法 ①按摩：手指按可改善夜盲、青光眼等。②艾灸：用艾条温和灸灸5~10分钟，可治视神经萎缩、膝痛、下肢痿痹等症状。③拔罐：火罐留罐10~15分钟，可治目痛、夜盲、青光眼等症。④刮痧：面刮法刮拭可治目视不明、白内障等病症。

功效主治 有疏肝明目、活络消肿的作用。主治目痛、夜盲、青光眼、膝痛、下肢痿痹。

GB38 阳辅

定位 位于小腿外侧，当外踝尖上4寸，腓骨前缘稍前方。

穴位疗法 ①按摩：拇指按可改善偏头痛、半身不遂等。②艾灸：艾条温和灸可治膝关节炎、口苦、扁桃体炎等症。③拔罐：用火罐留罐10~15分钟，可治偏头痛、腰痛、膝关节炎等病症。④刮痧：刮痧板边缘刮拭可治下肢麻痹、腰痛等病症。

功效主治 有清热散风、疏通经络的作用。主治偏头痛、半身不遂、腰痛、膝关节炎。

GB39 悬钟

定位 位于小腿外侧，外踝尖上3寸处，腓骨前缘。

穴位疗法 ①按摩：手指按可改善头痛、腰痛等。②艾灸：艾条温和灸可治疗高脂血症、高血压等症状。③拔罐：气罐留罐10~15分钟，隔天一次，可治疗颈椎病、脚气等病症。④刮痧：用角刮法刮拭穴位3分钟，可治胸腹胀满、半身不遂等病症。

功效主治 有平肝熄风、疏肝益肾的作用。主治头痛、腰痛、胸腹胀满、半身不遂。

丘墟·足临泣·地五会·侠溪·足窍阴

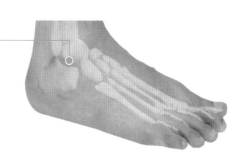

丘墟

脚掌用力背伸，足背可见
明显趾长伸肌腱，其外
侧、足外踝前下方凹陷处
即是。

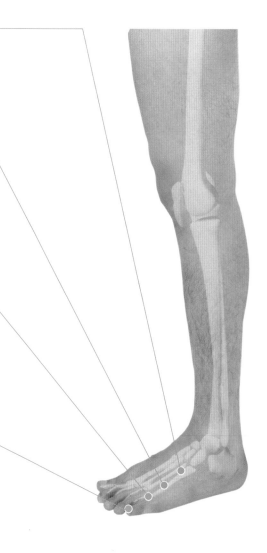

足临泣

坐位，小趾向上翘起，小
趾长伸肌腱外侧凹陷中，
按压有酸胀感处即是。

地五会

坐位，小趾向上翘起，小
趾长伸肌腱内侧缘处即
是。

侠溪

坐位，在足背部第4、5两
趾之间连接处的缝纹头处
即是。

足窍阴

坐位，第4趾趾甲外侧缘
与下缘各作一垂线交点处
即是。

GB40 丘墟

定位 位于足外踝前下方，趾长伸肌腱的外侧凹陷处。

穴位疗法 ①按摩：拇指指尖揉按3~5分钟，长期按摩，可改善头痛、疝气等。②艾灸：艾条温和灸灸治5~10分钟，可治疗中风偏瘫、下肢痿痹等症状。③刮痧：用角刮法刮拭穴位，稍出痧即可，隔天一次，可治疗目赤肿痛、胆囊炎等病症。

功效主治 有健脾利湿泄热、舒筋活络的作用。主治头痛、疝气、中风偏瘫、下肢痿痹。

GB41 足临泣

定位 位于足背外侧，当足四趾关节的后方，小趾伸肌腱的外侧凹陷处。

穴位疗法 ①按摩：手指按可改善头痛、心悸、目眩等。②艾灸：艾条温和灸灸治5~10分钟，可治疟疾、中风偏瘫等症状。③刮痧：角刮法刮拭穴位，可治目赤肿痛、目外眦痛等病症。

功效主治 有舒肝熄风、化痰消肿的作用。主治头痛、心悸、目眩、中风偏瘫。

GB42 地五会

定位 位于第四、五趾骨之间，小趾伸肌腱的内侧缘。

穴位疗法 ①按摩：用手指指尖掐按2~3分钟，长期按摩，可改善头痛、目赤等。②艾灸：用艾条温和灸灸治5~10分钟，一天一次，可治疗乳腺炎等症状。③刮痧：角刮法刮拭穴位，以出痧为度，隔天一次，可治疗耳鸣、耳聋等病症。

功效主治 有清热泻火、利胸胁、消乳肿的作用。主治头痛、目赤、耳鸣、耳聋、乳腺炎。

GB43 侠溪

定位 位于人体的足背外侧，当第四、五趾间，趾蹼缘后方赤白肉际处。

穴位疗法 ①按摩：手指按5~6分钟，长期可改善头痛、眩晕等。②艾灸：艾条温和灸可治目赤肿痛、脑卒中、高血压等。③刮痧：角刮法刮拭穴位，可治惊悸、耳鸣、耳聋等症。

功效主治 有疏调肝胆、消肿止痛的作用。主治头痛、眩晕、目赤肿痛、脑卒中、高血压、惊悸、耳鸣。

GB44 足窍阴

定位 位于人体的第四趾末节外侧，距趾甲角0.1寸。

穴位疗法 ①按摩：用手指指尖垂直掐按3~5分钟，长期按摩，可改善偏头痛、目眩等。②艾灸：用艾条温和灸灸治5~10分钟，一天一次，可治疗耳聋、耳鸣、失眠、多梦、月经不调等症状。③刮痧：角刮法刮拭可治疗目赤肿痛、咽喉肿痛等病症。

功效主治 有通经、止痛、聪耳的作用。主治偏头痛、目眩、耳聋、耳鸣、失眠、目赤肿痛。

151

12 足厥阴肝经

足厥阴肝经起于足大趾外侧甲角旁的大敦穴，沿足背内侧向上，经过内踝前1寸处中封穴，上行小腿内侧于（三条阴经的三阴交交会），至内踝上8寸处交出于足太阴脾经的后面，至膝内侧曲泉穴沿大腿内侧中线，环绕阴器，至小腹，行于胸腹部，止于乳下2肋的期门穴。

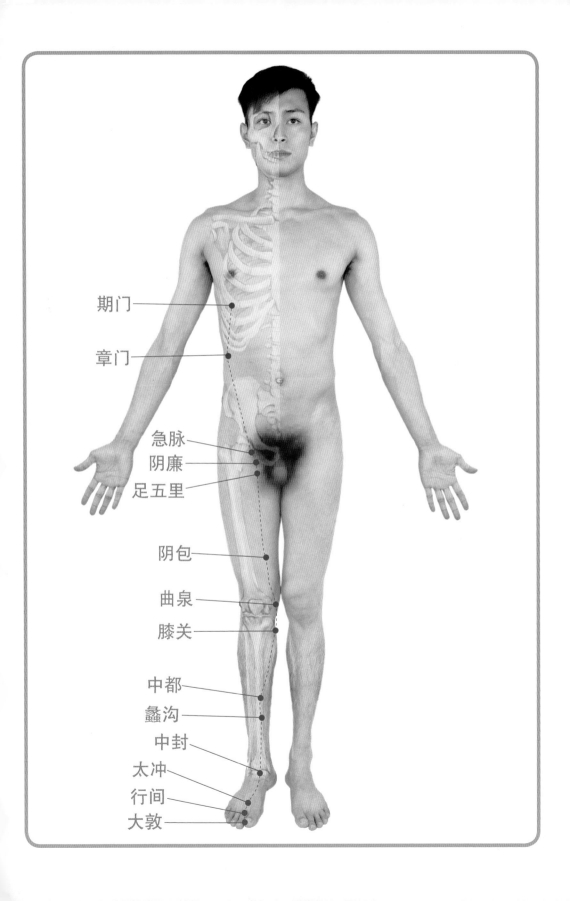

期门

章门

急脉
阴廉
足五里

阴包

曲泉

膝关

中都

蠡沟

中封

太冲

行间

大敦

大敦 · 行间 · 太冲 · 中封 · 蠡沟

蠡沟

坐位，内踝尖垂直向上7横指，胫骨内侧凹陷处即是。

中封

坐位，大脚趾上翘，足背可见一大筋，其内侧、足内踝前下方凹陷处即是。

行间

坐位，在足背部第1、2两趾之间连接处的缝纹头处即是。

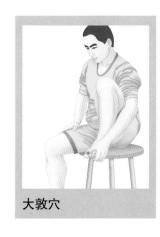

大敦穴

太冲

足背，沿第1、2趾间横纹向足背上推，可感有一凹陷处即是。

大敦

坐位，大趾趾甲外侧缘与下缘各作一垂线交点处即是。

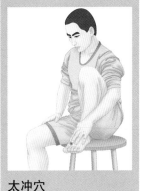

太冲穴

LR1 大敦

定位 位于足大趾末节外侧，距趾甲角0.1寸。

穴位疗法 ①按摩：用大拇指指尖掐按大敦穴3~5分钟，每天坚持，能够治疗疝气。②艾灸：用艾条温和灸大敦穴5~20分钟，每日一次，可治疗疝气、崩漏、阴挺、闭经等疾病。

功效主治 有回阳救逆、调经通淋的作用。主治疝气、崩漏、阴挺、闭经。

LR2 行间

定位 位于足背侧，当第一、第二趾间，趾蹼缘的后方赤白肉际处。

穴位疗法 ①按摩：大拇指按能治耳鸣、耳聋、眩晕等。②艾灸：艾条温和灸可治胸胁胀痛、阳痿、崩漏等。③刮痧：角刮法刮拭，每次3分钟。每天一次，可以缓解目赤肿痛。

功效主治 有调经止痛、熄风活络的作用。主治耳鸣、耳聋、眩晕、阳痿、崩漏。

LR3 太冲

定位 位于足背侧，当第一、第二跖骨间隙的后方凹陷处。

穴位疗法 ①按摩：用拇指指尖掐按能治疗头晕、眩晕。②艾灸：用艾条温和灸可治疗遗尿、月经不调等疾病。③刮痧：用面刮法从跖趾关节向足尖方向刮拭，可缓解目赤肿痛、黄疸、淋证等。

功效主治 有疏肝养血、清利下焦的作用。主治头晕、眩晕、遗尿、月经不调。

LR4 中封

定位 位于足背侧，当足内踝前，胫骨前肌腱的内侧凹陷处。

穴位疗法 ①按摩：用大拇指指尖用力掐按能治疗胁肋痛。②艾灸：用艾条温和灸5~20分钟，可治疗阴茎痛、疝气等。③刮痧：用点刮法刮拭3~5分钟，可缓解胁肋痛、阴茎痛、疝气。

功效主治 有调理下焦的作用。主治阴茎痛、疝气、胁肋痛。

LR5 蠡沟

定位 位于小腿内侧，当足内踝尖上5寸，胫骨内侧面的中央。

穴位疗法 ①按摩：用大拇指指尖用力掐按能够治疗月经不调、阴茎痛。②艾灸：用艾条温和灸可改善月经不调、疝气、崩漏等疾病。③拔罐：拔气罐可改善下肢痹痛。④刮痧：用用面刮法从上而下刮拭3~5分钟，可治疗月经不调、下肢痹痛等。

功效主治 有舒肝理气、调经止带的作用。主治下肢痹痛、月经不调、疝气、崩漏。

中都 · 膝关 · 曲泉 · 阴包 · 足五里

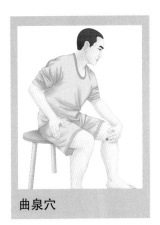

曲泉穴

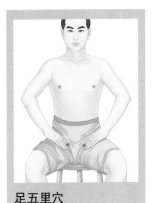

足五里穴

足五里

先取气冲穴，直下4横指处即是。

阴包

大腿内侧，膝盖内侧上端的骨性标志，直上5横指处即是。

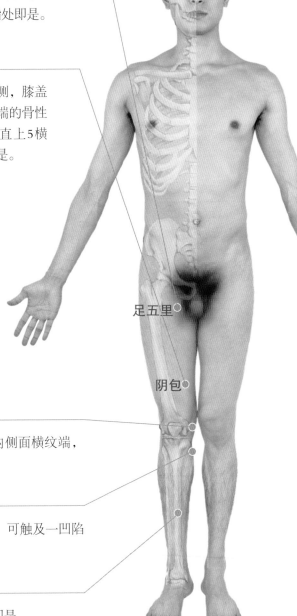

足五里

阴包

曲泉

膝内侧，屈膝时可见膝关节内侧面横纹端，其横纹头凹陷处即是。

膝关

先找到阴陵泉穴，向后1横指，可触及一凹陷处即是。

中都

先找到蠡沟穴，再向上3横指即是。

LR6 中都

定位 位于小腿内侧，当足内踝尖上7寸，胫骨内侧面的中央。

穴位疗法 ①按摩：用大拇指按揉能够治疗小腹痛。②艾灸：用艾条温和灸可治疗疝气、痛经、遗精、崩漏等疾病。③刮痧：用面刮法从上而下刮拭可缓解小腹痛，治疗痛经、崩漏等。

功效主治 有调经止血的作用。主治小腹痛、疝气、痛经、遗精、崩漏。

LR7 膝关

定位 位于小腿内侧，当胫骨内上髁的后下方，阴陵泉穴后1寸，腓肠肌内侧头的上部。

穴位疗法 ①按摩：大拇指按100～200次，能治疗膝痛。②艾灸：艾条温和灸5～20分钟，可改善下肢痹痛、膝痛等。③刮痧：用角刮法刮拭，每次3分钟。每天一次，可以缓解膝痛。

功效主治 有防治关节炎的作用。主治膝痛、脚气、下肢痹痛。

LR8 曲泉

定位 位于膝部，腘横纹内侧端，半腱肌、半膜肌止端的前缘凹陷处。

穴位疗法 ①按摩：大拇指按100～200次，每天坚持，能治疗膝痛。②刮痧：角刮法刮拭3～5分钟，可缓解膝痛，改善下肢痹痛。③艾灸：艾条温和灸5～20分钟，可改善月经不调、痛经等。刮痧：角刮法刮拭曲泉穴，每次3分钟。每天一次，可以缓解月经不调。

功效主治 有清利湿热、通调下焦的作用。主治膝痛、痛经、下肢痹痛。

LR9 阴包

定位 位于大腿内侧，当股骨上髁上4寸，股内肌与缝匠肌之间。

穴位疗法 ①按摩：大拇指能治月经不调。②艾灸：艾条温和灸5～20分钟，每日一次，可改善月经不调。③刮痧：面刮法刮拭阴包穴，可缓解月经不调、小便不利等疾病。

功效主治 有利尿、止痛、调经的作用。主治月经不调。

LR10 足五里

定位 位于大腿内侧根部，当气冲直下3寸，耻骨结节的下方，长收肌的外缘。

穴位疗法 ①按摩：用大拇指按揉足五里穴100～200次，能够治疗腹痛。②艾灸：用艾条温和灸足五里穴5～20分钟，每日一次，可缓解腹痛。

功效主治 有舒理肝经之气、清利下焦湿热的作用。主治腹痛。

阴廉 · 急脉 · 章门 · 期门

期门

正坐或仰卧，自乳头垂直向下推2个肋间隙，按压有酸胀感处即是。

章门

正坐，屈肘合腋，肘尖所指处，按压有酸胀感处即是。

急脉

腹股沟动脉搏动处，正中线旁开2.5寸即是。

阴廉

在大腿内侧，先取气冲穴，直下3横指处即是。

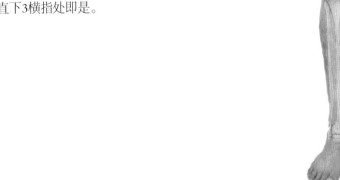

LR11 阴廉

定位 位于大腿内侧根部，当气冲穴直下2寸，耻骨结节的下方，长收肌的外缘。

穴位疗法 ①按摩：用大拇指按揉阴廉100～200次，每天坚持，能够治疗腹痛、月经不调。②艾灸：用艾条温和灸阴廉穴5～20分钟，每日一次，可缓解腹痛，改善月经不调。

功效主治 有调经止带、呵护女人的作用。主治腹痛、月经不调。

LR12 急脉

定位 位于耻骨结节的外侧，当气冲穴外下腹股沟股动脉搏动处，前正中线旁开2.5寸。

穴位疗法 ①按摩：用大拇指按压急脉穴片刻，突然松开，每天坚持，能够治疗下肢冷痛、麻木等。②艾灸：用艾条温和灸急脉穴5～20分钟，每日一次，可改善睾丸肿痛、疝气等疾病。

功效主治 有疏肝理气的作用。主治下肢冷痛麻木、睾丸肿痛、疝气、月经不调。

LR13 章门

定位 位于侧腹部，当第十一肋游离端的下方。

穴位疗法 ①按摩：用大拇指按揉100～200次，能够治疗腹痛、腹胀、胸胁痛。②艾灸：用艾条温和灸5～20分钟，可改善胸胁痛、泄泻。③刮痧：用面刮法从上而下刮拭章门穴3～5分钟，能够治疗胸胁痛、吞酸。

功效主治 有疏肝健脾、理气散结、清利湿热的作用。主治腹痛、腹胀、胸胁痛、吞酸。

LR14 期门

定位 位于胸部，当乳头直下，第六肋间隙，前正中线旁开4寸。

穴位疗法 ①按摩：用大拇指按揉期门穴100～200次，每天坚持，能够治疗胸胁痛、吞酸。②艾灸：用艾条温和灸期门穴5～20分钟，每日一次，可改善呕吐、胸胁痛症状。③刮痧：用面刮法从上到下再由内到外刮拭期门穴3～5分钟，隔天一次，能够治疗胸胁痛、吞酸。

功效主治 有疏肝利气活血的作用。主治胸胁痛、吞酸、呕吐。

十四经脉

13 督脉

督脉起于小腹内胞宫，下出会阴部，向后行于腰背正中至尾骶部的长强穴，沿脊柱上行，经项后部至风府穴，进入脑内，沿头部正中线，上行至巅顶百会穴，经前额下行鼻柱至鼻尖的素髎穴，过人中，至上齿正中的龈交穴。

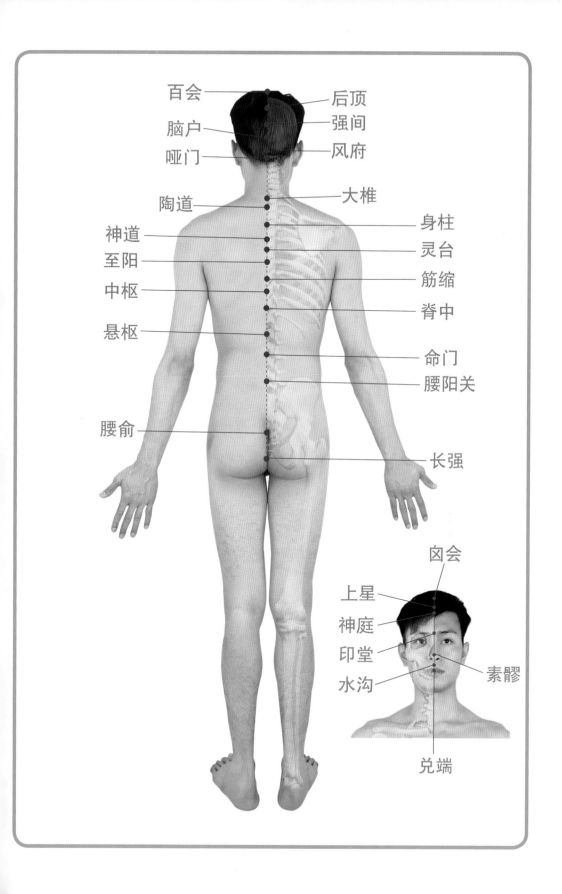

长强·腰俞·腰阳关·命门·悬枢·脊中

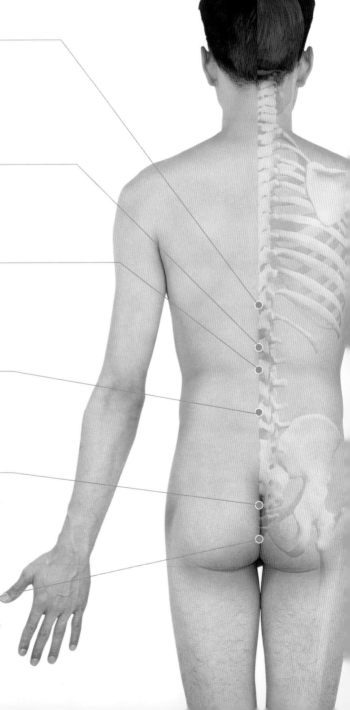

脊中

两侧肩胛下角连线与后正中线相交处向下推4个椎体，下缘凹陷处即是。

悬枢

从命门穴沿后正中线向上推1个椎体，下缘凹陷处即是。

命门

肚脐水平线与后正中线交点，按压有凹陷处即是。

腰阳关

两侧髂前上棘连线与脊柱交点处，可触及一凹陷即是。

腰俞

后正中线上，顺着脊柱向下，正对骶管裂孔处即是。

长强

在尾骨端下，尾骨端与肛门连线中点处即是。

DU1 长强

定位 位于人体尾骨端下0.5寸，当尾骨端与肛门连线的中点处。

穴位疗法 ①按摩：指尖揉按有益气升阳的功效。②艾灸：用艾条回旋灸可治疗痔疮、泄泻。③刮痧：用角刮法刮拭可治疗腰脊痛。

功效主治 有解痉止痛、调畅通淋的作用。主治痔疮、泄泻、便秘、腰脊痛、尾骶骨痛。

DU2 腰俞

定位 位于骶部，后正中线上，骶管裂孔处。

穴位疗法 ①按摩：用大鱼际揉按可治疗腰脊强痛、下肢痿痹等。②艾灸：用艾条温和灸可治疗腹泻、便秘、痔疮、月经不调等。③刮痧：用角刮法刮拭可治疗腰脊冷痛、癫痫等病症。

功效主治 有强筋健骨、调经清热的作用。主治腰脊冷痛、下肢痿痹、月经不调。

DU3 腰阳关

定位 位于腰部，后正中线上，第四腰椎棘突下凹陷中。

穴位疗法 ①按摩：用大鱼际揉按可治疗坐骨神经痛等。②艾灸：用温和灸灸治可治疗膀胱炎、盆腔炎、遗精等。③拔罐：用闪罐法可治疗腰痛等。④刮痧：用角刮法刮拭可治疗腰骶疼痛等。

功效主治 有强腰膝的作用。主治坐骨神经痛、腰腿痛、下肢痿痹。

DU4 命门

定位 位于腰部，后正中线上，第二腰椎棘突下凹陷中。

穴位疗法 ①按摩：用指腹揉按可治疗遗尿、尿频等。②艾灸：用艾条隔姜灸可治疗头晕耳鸣等。③拔罐：拔气罐可治疗虚损腰痛、手足逆冷等。④刮痧：用角刮法可治疗遗精、阳痿等。

功效主治 有补肾壮阳的作用。主治遗尿、尿频、赤白带下、胎屡坠、腰痛、脊强反折。

DU5 悬枢

定位 位于腰部，后正中线上，第一腰椎棘突下凹陷中。

穴位疗法 ①按摩：用大拇指指腹揉按可防治腰部疾病。②艾灸：用艾条温和灸可治疗腹胀、腹痛等。③拔罐：拔气罐，可治疗泄泻、痔疮等。④刮痧：用角刮法可治疗腰脊强痛、脱肛等。

功效主治 有助阳健脾、通调肠气的作用。主治腹胀、腹痛、完谷不化、泄泻、痢疾、痔疮。

DU6 脊中

定位 位于背部，后正中线上，第十一胸椎棘突下凹陷中。

穴位疗法 ①按摩：大拇指按可治黄疸、疳积、癫痫等。②艾灸：艾条温和灸可治胃痛、腹胀等。③拔罐：一天一次，可治风湿痛等。④刮痧：角刮法刮拭可治腰脊强痛、腰膝酸痛等。

功效主治 有温阳健脾的作用。主治胃痛、腹胀、腹泻、风湿痛、脱肛。

中枢·筋缩·至阳·灵台·神道·身柱

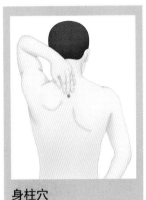

身柱穴

身柱
两侧肩胛下角连线与后正
中线相交处向上推4个椎
体，下缘凹陷处即是。

神道
两侧肩胛下角连线与后正
中线相交处向上推2个椎
体，下缘凹陷处即是。

灵台
两侧肩胛下角连线与后正中线
相交处向上推1个椎体，下缘
凹陷处即是。

至阳
两侧肩胛下角连线与后正中线
相交处椎体，下缘凹陷处即
是。

筋缩
两侧肩胛下角连线与后正中线
相交处向下推2个椎体，下缘
凹陷处即是。

中枢
两侧肩胛下角连线与后正中线
相交处向下推3个椎体，下缘
凹陷处即是。

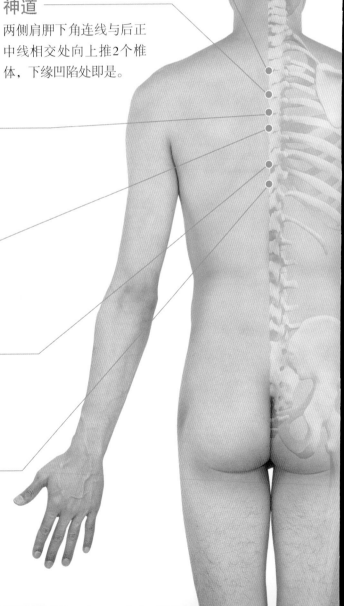

DU7 中枢

定位 位于背部，后正中线上，第十胸椎棘突下凹陷处。

穴位疗法 ①按摩：手指按可改善胃痛、腰痛等。②艾灸：艾条灸可治食欲不振、腹满等。③拔罐：拔罐可治腰背疼痛等。④刮痧：角刮法刮可治胸腹胀满、半身不遂等症。

有健脾利湿、散寒止痛的作用。主治食欲不振、胃痛、腰痛、半身不遂、胸腹胀满。

DU8 筋缩

功效主治

定位 位于背部，后正中线上，第九胸椎棘突下凹陷处。

穴位疗法 ①按摩：大拇指按可改善下肢痿痹、神经衰弱等。②艾灸：艾条灸可治癫痫、抽搐、黄疸等。③拔罐：气罐留罐10~15分钟，可治惊痫、四肢不收等。④刮痧：角刮法刮可治腰背疼痛、脊强等病症。

有平肝风、调肝气的作用。主治下肢痿痹、神经衰弱、癫痫、抽搐。

DU9 至阳

功效主治

定位 位于背部，后正中线上，第七胸椎棘突下凹陷处。

穴位疗法 ①按摩：拇指按可治胃痉挛、膈肌痉挛、胸闷等。②艾灸：艾条温和灸治5~10分钟，可治咳嗽、气喘、黄疸等。③拔罐：气罐留罐10~15分钟，可治脊背强痛、哮喘等病症。④刮痧：角刮法刮可治胆绞痛、胆囊炎等。

有利胆退黄、宽胸利膈的作用。主治胃痉挛、膈肌痉挛、胸闷、咳嗽、气喘、黄疸。

DU10 灵台

功效主治

定位 位于背部，后正中线上，第六胸椎棘突下凹陷处。

穴位疗法 ①按摩：两指按可治喘哮久咳、疔疮等病症。②艾灸：用艾条温和灸治5~10分钟，一天一次，可治疗寒热感冒、疔疮等。③拔罐：气罐留罐10~15分钟，隔天一次，可治项强、脊痛等。④刮痧：面刮法刮拭30次，可治胃痛、胃痉挛等。

有清热化湿、止咳定喘的作用。主治喘哮久咳、胃痛、胃痉挛。

DU11 神道

功效主治

定位 位于背部，后正中线上，第五胸椎棘突下凹陷处。

穴位疗法 ①按摩：大拇指按可治疗咳嗽、哮喘。②艾灸：艾条温和灸可治失眠、疟疾等。③拔罐：气罐留罐5~10分钟，可治增生性脊椎炎。④刮痧：刮痧板刮拭可治疗心悸、胸痛等。

有行气、清热、宁心的作用。主治咳嗽、哮喘、心悸、神经衰弱、失眠。

DU12 身柱

功效主治

定位 位于背部，当后正中线上，第三胸椎棘突下凹陷中。

穴位疗法 ①按摩：用两指指腹推按可治疗咳嗽、哮喘、肺炎等症。②艾灸：用艾条温和灸可治疗头痛、感冒、多梦等症。

有宣肺清热、宁神镇咳的作用。主治咳嗽、哮喘、肺炎、头痛、感冒、多梦。

陶道·大椎·哑门·风府·脑户·强间

大椎
低头，颈背交界椎骨高突处椎体，下缘凹陷处即是。

陶道
低头，颈背交界椎骨高突处垂直向下推1个椎体，下缘凹陷处即是。

脑户
先找到风府穴，直上约2横指，按到一突起骨性标志上缘凹陷处即是。

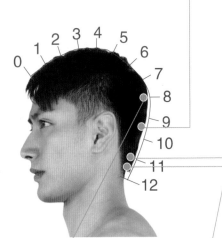

0 1 2 3 4 5 6 7 8 9 10 11 12

强间
先找到脑户穴，直上2横指处。

哑门
沿脊柱向上，入后发际上半横指处即是。

风府
沿脊柱向上，入后发际上1横指处即是。

DU13 陶道

定位 位于背部，当后正中线上，第一胸椎棘突下凹陷中。

穴位疗法 ①按摩：用手掌大鱼际揉按可治疗头痛、胸痛等症。②艾灸：用艾条温和灸可治头痛、发热等症。③拔罐：用气罐留罐10~15分钟，可治颈项强、脊背酸痛。④刮痧：用角刮法可治疗咳嗽、痢疾等。

功效主治 有解表退热的作用。主治头痛、恶寒发热、咳嗽、疟疾、角弓反张。

DU14 大椎

定位 位于颈部，后正中线上，第七颈椎棘突下凹陷中。

穴位疗法 ①按摩：两指按可防治风疹、热病等。②艾灸：艾条灸可治呕吐、黄疸等。③拔罐：气罐留罐10~15分钟，可治项强、骨蒸潮热等。④刮痧：角刮法刮拭可治腰脊强、小儿惊风等。

功效主治 有祛风散寒，截虐止痛的作用。主治风疹、热病、呃逆、项强、五劳虚损。

DU15 哑门

定位 位于项部，当后发际正中直上0.5寸，第一颈椎棘突下。

穴位疗法 ①按摩：指腹按可治中风尸厥、癫痫等。②艾灸：艾条灸可治头痛、头晕、癔症等。③刮痧：刮拭板刮拭可治颈项强急、脊强反折、音哑等。

功效主治 有开窍醒神的作用。主治中风尸厥、癫痫、头痛、头晕、癔症。

DU16 风府

定位 位于后正中线上，后发际正中直上1寸处。

穴位疗法 ①按摩：两指按可治失音、癫狂、中风等。②艾灸：艾条温和灸可治失眠、高血压等。③刮痧：刮拭板刮可治眩晕、咽喉肿痛等。

功效主治 有理气解郁、通关开窍的作用。主治失音、癫狂、中风、头痛、头晕、失眠。

DU17 脑户

定位 位于头部，后发际正中直上2.5寸，枕外隆凸的上缘凹陷处。

穴位疗法 ①按摩：用两指指尖揉按可防治头部疾病。②艾灸：艾条温和灸，可治疗头痛、眩晕等。③刮痧：用面刮法刮拭，可治疗目外眦痛、牙痛等症。

功效主治 有疏肝泄胆的作用。主治头重、头痛、目赤肿痛、目外眦痛、牙痛。

DU18 强间

定位 位于头部，当后发际正中直上4寸，脑户穴上1.5寸。

穴位疗法 ①按摩：用两指指腹揉按可治疗头痛、目眩。②艾灸：用艾条温和灸灸治可治疗头痛、头晕、心烦、失眠等病症。③刮痧：用刮拭板角部刮拭，可治疗颈项强痛、眩晕等病症。

功效主治 行气、化痰、活血的作用。主治头痛、目眩、头晕、心烦、失眠。

后顶·百会·前顶·囟会·上星

上星
正坐，从前发际正中直上1横指处即是。

囟会
正坐，从前发际正中直上3横指处即是。

前顶
正坐，由百会穴向前2横指处即是。

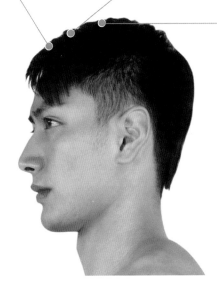

百会
正坐，两耳尖与头正中线相交处，按压有凹陷即是。

后顶
先找到脑户穴，直上4横指处。

DU19 后顶

定位 位于头部，后发际正中直上5.5寸。

穴位疗法 ①按摩：用拇指指尖先顺时针按揉，再逆时针按揉后顶穴，各2～3分钟，可治偏头痛、项直颈痛等。②艾灸：艾条温和灸灸治后顶穴5～10分钟，可治疗脱发、头痛、目眩等症状。③刮痧：角刮法刮拭后顶2~3分钟，可治神经性头痛等病症。

功效主治 有醒神安神、熄风止痉的作用。主治偏头痛、狂走、项直颈痛、精神分裂症。

DU20 百会

定位 位于人体的头顶正中央，后发际正中之上7寸处。

穴位疗法 ①按摩：大拇指按可防治脱发、中风失语等。②艾灸：艾条回旋灸灸治百会穴10～15分钟，可治头痛、鼻塞、眩晕、梅尼埃病。③刮痧：刮痧板角部刮拭1~2分钟，隔天一次，可治疗头痛，昏厥，耳鸣、中风等病症。

功效主治 有提神醒脑、防脱发的作用。主治脱发、中风失语、头痛、鼻塞、眩晕。

DU21 前顶

定位 位于头部，前发际正中直上3.5寸，百会前1.5寸。

穴位疗法 ①按摩：两指指腹揉按前顶穴2～3分钟，可治高血压、偏瘫等病症。②艾灸：用艾条回旋灸灸治前顶穴10～15分钟，一天一次，可治疗头痛、头晕、目眩、目赤肿痛等病症。③刮痧：面刮法刮拭可治头顶痛、惊痫等病症。

功效主治 有清热、泻火、宁神的作用。主治头痛、头晕、目眩、目赤肿痛、惊痫。

DU22 囟会

定位 位于头部，当前发际正中直上2寸。

穴位疗法 ①按摩：两指指腹揉按囟会穴2～3分钟，每天坚持按摩，可治高血压、记忆力减退等。②艾灸：艾条回旋灸灸治10～15分钟，可治头痛、目赤肿痛、鼻炎等病症。③刮痧：用面刮法刮拭囟会1~2分钟，隔天一次，可治心悸、癫痫等病症。

功效主治 有润肺清热、利鼻窍的作用。主治心悸、头痛、目赤肿痛、鼻炎。

DU23 上星

定位 位于前发际正中直上1寸处。

穴位疗法 ①按摩：两指指腹揉按上星穴2～3分钟，可治头痛、目赤肿痛等。②艾灸：艾条温和灸灸治5～10分钟，一天一次，可治目赤肿痛、目外眦痛等。③刮痧：面刮法刮拭30次，隔天一次，可治疗癫狂、疟疾、热病等病症。

功效主治 有熄风清热、宁神通鼻的作用。主治头痛、目赤肿痛、癫狂、疟疾、热病。

神庭 · 素髎 · 水沟 · 兑端 · 龈交

神庭
正坐，从前发际正中直上半横指，大拇指指甲中点处即是。

素髎
正坐或仰卧，面部鼻尖正中央即是。

水沟
仰卧，面部人中沟上1/3处即是。

兑端
仰卧，面部人中沟下端的皮肤与上唇的交界处即是。

龈交
在唇内的正中线上，上唇系带与上牙龈相接处即是。

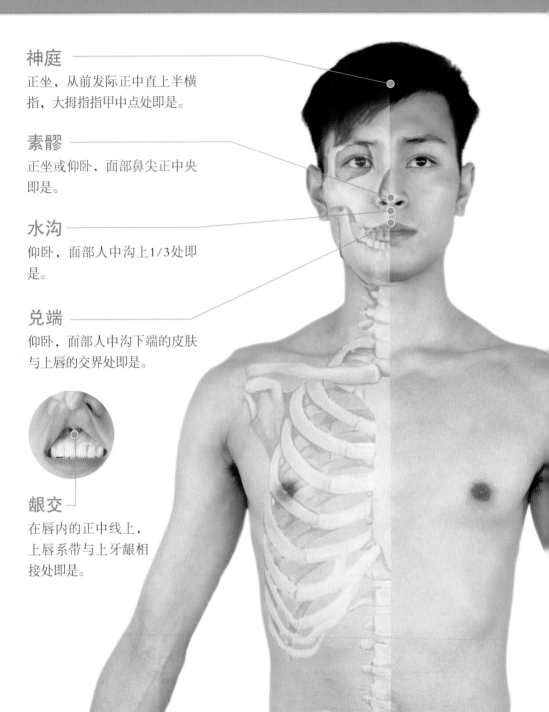

DU24 神庭

定位 位于前发际正中直上0.5寸处。

穴位疗法 ①按摩：用食指、中指指尖逆时针揉按神庭穴100次，可防治记忆力减退、鼻炎、结膜炎等。②艾灸：用艾条温和灸灸治5~10分钟，一天一次，可治疗失眠、头痛、心悸等症状。③刮痧：角刮法刮拭穴位2~3分钟，可治癫痫、呕吐等病症。

功效主治 有清热宁神的作用。主治失眠、头痛、心悸、记忆力减退、癫痫。

DU25 素髎

定位 位于面部，鼻尖正中央处。

穴位疗法 用食指指腹揉按素髎穴60~100次，每天坚持按摩，可防治鼻部疾患。

功效主治 有通利鼻窍的作用。主治鼻部疾患。

DU26 人中（水沟）

定位 位于面部中线，鼻下1/3处。

穴位疗法 用食指指腹揉按人中穴30~50次，每天按摩，可治疗癫痫、中风昏迷、小儿惊风、面肿、腰背强痛等病症；急救时用大拇指指甲掐按人中穴。

功效主治 有回阳救逆、疏通气血的作用。主治癫痫、中风昏迷、腰背强痛。

DU27 兑端

定位 位于面部，上唇中央尖端处。

穴位疗法 用食指指腹揉按兑端穴1~2分钟，每天坚持按摩，可治疗消渴、口疮、口臭、口噤、齿痛、舌干、鼻塞等病症。

功效主治 有宁神醒脑、生津止渴的作用。主治消渴、口疮、口臭、口噤、齿痛。

DU28 龈交

定位 在上唇内，唇系带与上齿龈的相接处。

穴位疗法 针刺：向上斜刺0.2~0.3寸；或点刺放血。

功效主治 有开窍、明目的作用。主治齿龈肿痛、口臭、齿衄、面赤颊肿、面部疮癣、两腮生疮、癫狂、项强。

十 四 经 脉

14 任 脉

起于小腹内胞宫，下出会阴毛部，经阴阜，沿腹部正中线向上经过关元等穴，到达咽喉部（天突穴），再上行到达下唇内，环绕口唇，交会于督脉之龈交穴，再分别通过鼻翼两旁，上至眼眶下（承泣穴），交于足阳明胃经。

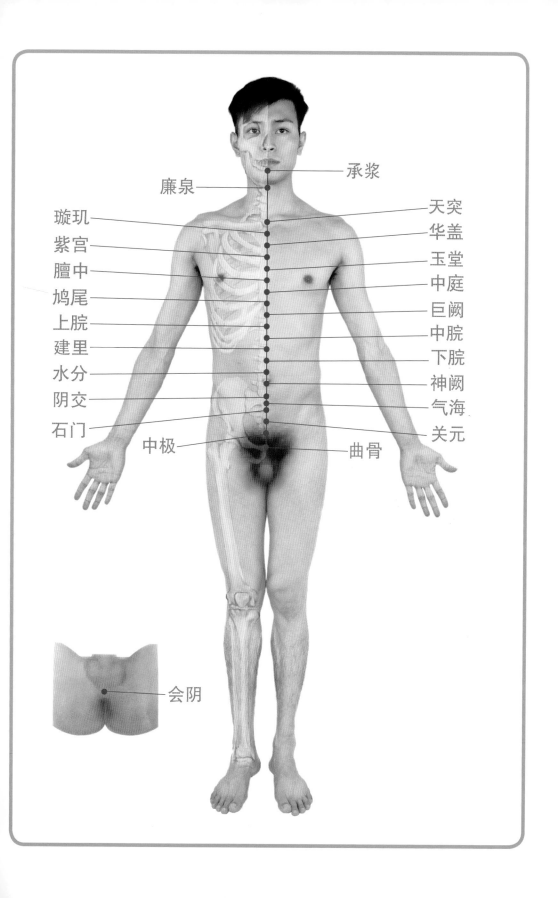

廉泉　　　　　　　　　　　　　　承浆

璇玑　　　　　　　　　　　　　　天突

紫宫　　　　　　　　　　　　　　华盖

膻中　　　　　　　　　　　　　　玉堂

鸠尾　　　　　　　　　　　　　　中庭

上脘　　　　　　　　　　　　　　巨阙

建里　　　　　　　　　　　　　　中脘

水分　　　　　　　　　　　　　　下脘

阴交　　　　　　　　　　　　　　神阙

石门　　　　　　　　　　　　　　气海

中极　　　　　　　　　　　　　　关元

　　　　　　曲骨

会阴

曲骨·中极·关元·石门·气海·会阴

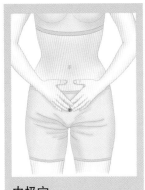

中极穴

会阴

仰卧屈膝，在会阴部，取两阴连线的中点即是。

气海

在下腹部，正中线上，肚脐中央向下2横指处即是。

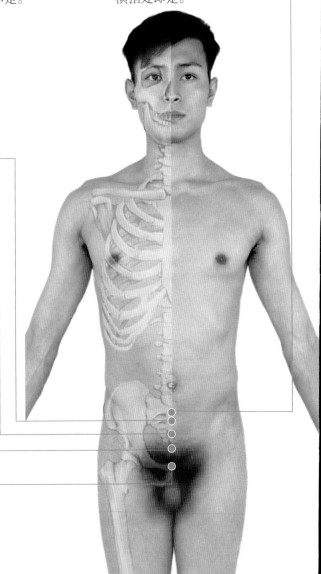

石门

在下腹部，正中线上，肚脐中央向下3横指处即是。

关元

在下腹部，正中线上，肚脐中央向下4横指处即是。

中极

在下腹部，正中线上，肚脐中央向下两个3横指处即是。

曲骨

在下腹部，正中线上，从下腹部向下摸到一横着走行的骨性标志上缘即是。

RN1 曲骨

定位 位于下腹部，肚脐下5寸，耻骨联合上缘中点处。

穴位疗法 ①按摩：用手掌根部按揉可改善月经不调、痛经等症状。②艾灸：用艾条温和灸灸治5~10分钟，可治疗小便不利、遗尿、遗精、阳痿、阴囊湿疹等症状。

功效主治 有防治妇科、男科疾病的作用。主治月经不调、痛经、遗精、阳痿、阴囊湿疹。

RN2 中极

定位 位于下腹部，前正中线上，当脐中下4寸。

穴位疗法 ①按摩：用拇指指腹顺时针按揉可改善精力不济、月经不调等症状。②艾灸：用艾条温和灸灸治5~10分钟，可治疗遗精、膀胱炎、精力不济等症状。

功效主治 有益肾兴阳、通经止带的作用。主治精力不济、月经不调、遗精、膀胱炎。

RN3 关元

定位 位于下腹部，前正中线上，当脐中下3寸。

穴位疗法 ①按摩：用手掌根部推揉可改善痛经、失眠等症状。②艾灸：用艾条温和灸可治疗荨麻疹、痛经、失眠等症。③拔罐：拔气罐，留罐10~15分钟，可治疗失眠、痢疾、脱肛等症。

功效主治 有固本培元、导赤通淋的作用。主治痛经、失眠、脱肛。

RN4 石门

定位 位于下腹部，前正中线上，当脐下2寸。

穴位疗法 ①按摩：用掌部顺时针揉按可改善疝气、水肿。②艾灸：用艾条回旋灸可治疗带下、崩漏等症。③拔罐：拔气罐可治疗腹胀、水肿等症。④刮痧：用面刮法刮拭可治疗小便不利等症。

功效主治 有补肾壮阳的作用。主治疝气、水肿、带下、崩漏。

RN5 气海

定位 位于下腹部，前正中线上，当脐下1.5寸。

穴位疗法 ①按摩：用鱼际顺时针按揉可改善四肢无力、大便不通。②艾灸：用艾条雀啄灸灸治可治疗遗尿、气喘。③拔罐：拔气罐可治疗下腹疼痛。④刮痧：用面刮法刮拭可治疗下腹疼痛。

功效主治 有益气助阳、调经固经的作用。主治四肢无力、大便不通、遗尿、下腹疼痛。

RN6 会阴

定位 在会阴部，男性当阴囊根部与肛门连线的中点，女性当大阴唇后联合与肛门连线的中点。

穴位疗法 艾灸：令患者仰卧屈膝，暴露阴部，臀部略垫起，用艾架固定在会阴穴上施灸。可治疗慢性前列腺炎。

功效主治 有醒神镇惊、通调二阴的作用。主治阴痒、阴痛、小便难、大便秘结、闭经、溺水窒息等症。

阴交 · 神阙 · 水分 · 下脘 · 建里 · 中脘

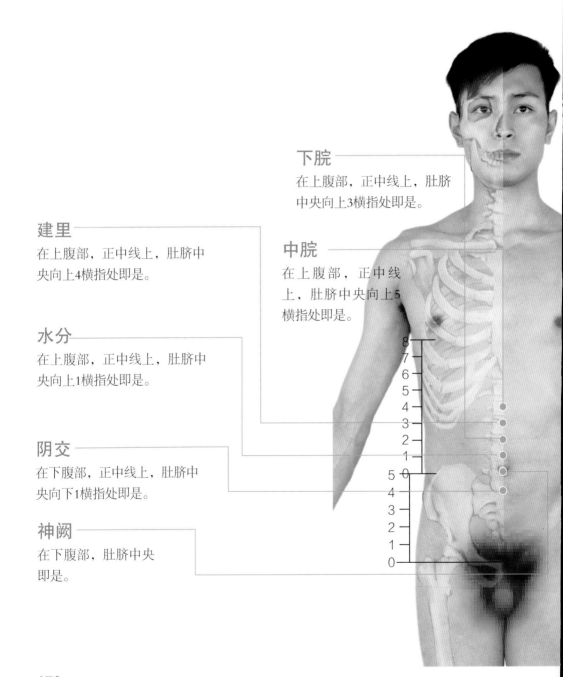

下脘
在上腹部，正中线上，肚脐中央向上3横指处即是。

建里
在上腹部，正中线上，肚脐中央向上4横指处即是。

中脘
在上腹部，正中线上，肚脐中央向上5横指处即是。

水分
在上腹部，正中线上，肚脐中央向上1横指处即是。

阴交
在下腹部，正中线上，肚脐中央向下1横指处即是。

神阙
在下腹部，肚脐中央即是。

RN7 阴交

定位 位于下腹部，前正中线上，当脐下1寸。

穴位疗法 ①按摩：用拇指点按可改善泄泻、疝气等。②艾灸：用艾条温和灸灸治可治疗鼻出血、肠炎、脐周痛等。③刮痧：用面刮法从上而下刮拭，可治疗小便不利、血崩、带下等病症。

功效主治 有通经活血的作用。主治疝气、鼻出血、脐周痛、血崩、带下。

RN8 神阙

定位 位于腹中部，脐中央。

穴位疗法 ①按摩：用拇指指尖点按2~3分钟，可改善四肢冰冷、脱肛等症状。②艾灸：用艾条温和灸灸治5~10分钟，可治疗腹痛、脐周痛、便秘、小便不利等症状。

功效主治 有通经行气的作用。主治四肢冰冷、脱肛、腹痛、脐周痛、便秘。

RN9 水分

定位 位于上腹部，前正中线上，当脐上1寸。

穴位疗法 ①按摩：拇指按3~5分钟，可改善反胃、胃下垂等。②艾灸：艾条温和灸灸治5-10分钟，一天一次，可治疗肠炎、泄泻等。③刮痧：角刮法刮拭可治腹胀、腹痛、胃炎等。

功效主治 有理气止痛的作用。主治反胃、胃下垂、腹胀、腹痛、胃炎。

RN10 下脘

定位 位于上腹部，前正中线上，当脐上2寸。

穴位疗法 ①按摩：两指按可改善饮食不化、胃溃疡等。②艾灸：艾条灸治5-10分钟，可治呃逆等。③拔罐：拔罐可治腹胀、饮食不化、胃溃疡等。④刮痧：角刮法刮可治胃痛等。

功效主治 有健脾和胃的作用。主治饮食不化、胃溃疡、腹胀。

RN11 建里

定位 位于上腹部，前正中线上，当脐上3寸。

穴位疗法 ①按摩：两指按可改善胃下垂、食欲不振。②艾灸：艾条灸治可治疗呕吐等。③拔罐：拔罐可治食欲不振、消化不良等。④刮痧：角刮法刮可治胃痛、腹胀等病症。

功效主治 有健胃和气的作用。主治食欲不振、胃痛、胃下垂、腹胀。

RN12 中脘

定位 位于人体上腹部，前正中线上，当脐上4寸。

穴位疗法 ①按摩：用指尖推揉可改善便秘、黄疸等。②艾灸：用艾条温和灸可治疗头痛、失眠等。③拔罐：拔气罐可治疗疳积、便秘、黄疸等。④刮痧：用角刮法刮拭可治疗腹胀、呕吐等。

功效主治 有和胃健脾、降逆利水的作用。主治疳积、便秘、腹胀、呕吐。

上脘·巨阙·鸠尾·中庭·膻中·玉堂

膻中

仰卧位，由锁骨往下数，平第4肋间，两乳头中点，当前正中线上即是。

鸠尾

从胸剑联合部沿前正中线直下1横指处即是。

巨阙

从胸剑联合部沿前正中线直下2横指处即是。

上脘

在上腹部，正中线上，肚脐中央向上7横指处即是。

中庭

胸部前正中线上胸剑结合部的凹陷处即是。

玉堂

先找到膻中穴，沿前正中线向上推1个肋骨，按压有酸痛处即是。

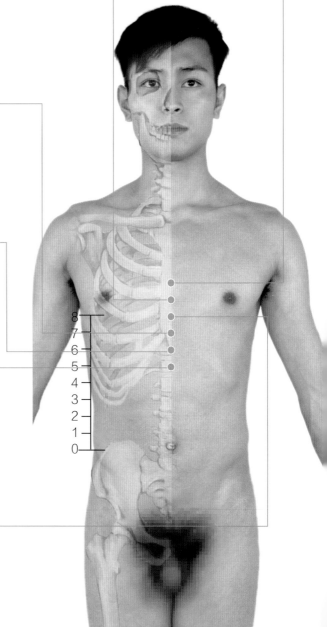

RN13 上脘

定位 位于人体上腹部，前正中线上，当脐上5寸。

穴位疗法 ①按摩：用指腹推揉可改善消化不良、水肿等。②艾灸：用艾条温和灸可治疗纳呆、癫痫等。③拔罐：拔气罐可治疗腹泻、腹胀等。④刮痧：用角刮法刮拭可治疗胃痛、呕吐、腹泻等。

功效主治 有和胃降逆、化痰宁神的作用。主治消化不良、水肿、纳呆、腹泻、腹胀。

RN14 巨阙

定位 位于人体上腹部，前正中线上，当脐中上6寸。

穴位疗法 ①按摩：用拇指指尖点揉可改善癫痫、胃下垂等。②艾灸：用艾条温和灸可治疗呕吐、腹泻等。③拔罐：拔气罐可治疗胃下垂、呕吐等。④刮痧：用角刮法刮拭可治疗胸痛、心痛等。

功效主治 有宽胸利气的作用。主治胸痛、呕吐、腹泻。

RN15 鸠尾

定位 位于肚脐上7寸，胸骨剑突下0.5寸处。

穴位疗法 ①按摩：用指尖推揉可改善心痛、心悸等症。②艾灸：用艾条温和灸灸治可治疗咳嗽、气喘、癔症等症状。③刮痧：用角刮法刮拭，可治疗手脚冰冷、腹胀等病症。

功效主治 有安心宁神、宽胸定喘的作用。主治心痛、心悸、癫痫、惊狂、咳嗽、气喘。

RN16 膻中

定位 位于前正中线上，两乳头连线的中点。

穴位疗法 ①按摩：用大鱼际擦按可改善呼吸困难、心悸等。②艾灸：用艾条温和灸可治疗心悸、乳腺炎等。③拔罐：拔气罐可治疗呼吸困难、咳嗽等。④刮痧：用角刮法刮拭可治疗胸痛、腹痛、咳嗽等病症。

功效主治 有舒畅心胸的作用。主治呼吸困难、心悸、心绞痛、胸痛。

RN17 中庭

定位 位于胸部，前正中线上，胸骨剑突结合部。

穴位疗法 ①按摩：两指推揉可改善哮喘、心痛等。②艾灸：艾条温和灸治5-10分钟，可治食管炎等。③刮痧：角刮法刮拭可治疗咳嗽、哮喘等。

功效主治 有宽胸理气的作用。主治咳嗽、哮喘、心痛。

RN18 玉堂

定位 位于胸部，当前正中线上，平第三肋间。

穴位疗法 ①按摩：两指推揉可改善气短、胸痛等。②艾灸：艾条灸治可治呕吐等。③拔罐：气罐留罐10-15分钟，可治咳嗽等。④刮痧：角刮法刮可治胸痛、腹痛、呼吸困难、咳嗽等病症。

功效主治 有散热化气的作用。主治气短、胸痛、咽喉肿痛。

紫宫·华盖·璇玑·天突·廉泉·承浆

廉泉
仰头，从下巴沿颈前
正中线向下推，喉结
上方可触及舌骨体，
上缘中点处即是。

承浆
正坐，颏唇沟的正中
按压有凹陷处即是。

天突
仰卧，由喉结直下可
摸到一凹窝，中央处
即是。

璇玑
仰卧，从天突穴沿前
正中线向下1横指处
即是。

紫宫
先找到膻中穴，沿前
正中线向上推2个肋
骨，按压有酸痛处即
是。

华盖
仰卧位，由锁骨往下
数，平第1肋间隙，
当前正中线上即是。

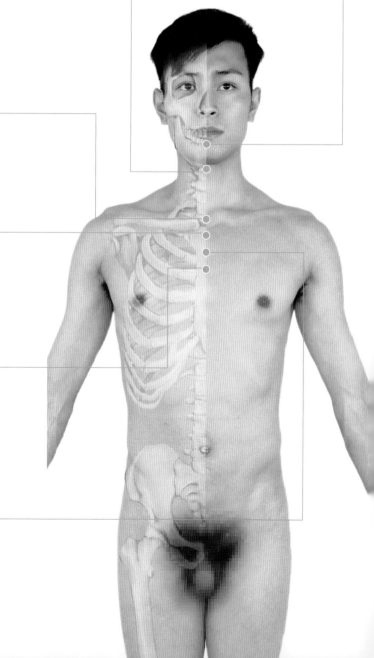

RN19 紫宫

定位 位于胸部，当前正中线上，平第二肋间隙处。

穴位疗法 ①按摩：两指推揉可改善气喘、胸痛、喉痹等。②艾灸：艾条灸治可治呕吐、支气管炎、肺炎等。③拔罐：气罐留罐10~15分钟，可治胸膜炎、肺结核等。④刮痧：角刮法刮可治咳嗽，气喘等。

功效主治 有止咳化痰的作用。主治气喘、胸痛、喉痹、胸膜炎、肺结核。

RN20 华盖

定位 位于胸部，当前正中线上，平第一肋间隙处。

穴位疗法 ①按摩：大拇指按可预防肺部疾病。②艾灸：艾条灸治可治喉炎、扁桃体炎等。③拔罐：气罐留罐10~15分钟，可治胸痛、胸膜炎等。④刮痧：角刮法刮可治咳嗽、支气管炎等。

功效主治 有利肺平喘的作用。主治气管哮喘、胸痛、胸膜炎。

RN21 璇玑

定位 位于胸部，当前正中线上，胸骨上窝中央下1寸处。

穴位疗法 ①按摩：两指按可治胃痉挛和肺部疾病。②艾灸：艾条灸治可治咳嗽、气喘等。③刮痧：角刮法刮可治喉痹咽肿等。

功效主治 有清热化痰的作用。主治喉痹咽肿、咳嗽、气喘。

RN22 天突

定位 位于颈部，前正中线上，胸骨上窝中央（胸骨柄上窝凹陷处）。

穴位疗法 ①按摩：两指按可治哮喘、胸闷等。②艾灸：艾条灸可治外感咳嗽等。③刮痧：刮痧板刮可治暴喑、瘿气等。

功效主治 有理气平喘的作用。主治哮喘、胸闷、胸中气逆。

RN23 廉泉

定位 位于颈部，前正中线上，喉结上方，舌骨上缘的凹陷处。

穴位疗法 ①按摩：拇指按可治中风失语等。②艾灸：艾条灸可治舌炎等。③刮痧：刮痧板刮可治声带麻痹、舌根缩急等。

功效主治 有开舌窍、利咽喉的作用。主治口舌生疮、舌炎、喉痹、中风失语、聋哑、消渴。

RN24 承浆

定位 位于面部，当颏唇沟的正中凹陷处。

穴位疗法 ①按摩：食指按可治牙痛、口舌生疮等。②刮痧：用角刮法刮可治面肿、癫痫等。③艾灸：艾条温和灸灸治10~15分钟，可治疗中风昏迷、面瘫、糖尿病等。

功效主治 有舒筋活络的作用。主治口眼歪斜、牙痛、口舌生疮、中风昏迷、面瘫。

人体经络穴位理疗的注意事项

一般情况下，我们可以使用按揉或敲打的方法来刺激经络、穴位，这种方法不仅简便也易操作，当然我们也可以使用艾灸、拔罐和刮痧的方法来达到保健治病的效果。

按摩时的注意事项

①给人按摩时要说明自己的按摩流程、时间多久等，一般来说，按摩20~30分钟为宜。

②按摩时，一定要根据被按摩者的个体差异和按摩的部位，选择适当的按摩方法和使用合适的力度。如给肥胖者按摩时，力度可稍大，给体瘦者按摩时力度要轻；在肌肉丰厚的地方（包括臀部、大腿等）按摩时力度要重，而按摩肌肉薄弱的地方（包括手臂、胸部等）力度要轻。

③女性怀孕、月经期间，要避免按摩；有严重心、肝、脑、肾、肺功能不全的人群，不宜按摩。

使用艾灸时的注意事项

①施灸前根据病情，选准穴位。施灸时要充分暴露施灸部位，并嘱咐患者采取舒适的且能长时间维持的体位。

②腰背、腹部施灸，壮数可多；胸部、四肢施灸壮数宜少；头颈部要更少。青壮年施灸壮数可多，时间宜长；老人、小儿施灸壮数应少，时间宜短；孕妇的腹部和腰骶部不宜施灸。

③对于昏迷、局部知觉迟钝或知觉消失的患者，注意勿灸过量，避免过分灼伤，引起不良后果。尤其对老人、小儿患者更应如此。

刮痧时的注意事项

①刮痧治疗后，为避免风寒之邪侵袭，须待皮肤毛孔闭合恢复原状后再洗浴，一般应等待约3小时左右。

②刮痧不可一味追求出痧而用重手法或延长刮痧时间。出痧多少受多方面因素的影响：一般情况下，血瘀之证出痧多；实证、热症出痧多；虚证、寒证出痧少；服药过多者，特别是服用激素类药物者不易出痧；肥胖与肌肉丰满的人不易出痧；阴经较阳经不易出痧；室温低时不易出痧。

拔罐时的注意事项

①拔罐时要根据所拔部位的面积大小而选择大小适宜的罐。操作时动作必须迅速，才能使罐拔紧，吸附有力。

②用火罐时应注意勿灼伤或烫伤皮肤。若烫伤或留罐时间太长而皮肤起水泡时，小的勿须处理，仅敷以消毒纱布，防止擦破即可。水泡较大时，用消毒针将水放出，涂以龙胆紫药水，或用消毒纱布包敷，以防感染。

第3章

经外奇穴

奇穴24个

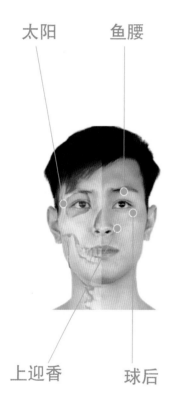

太阳　　　鱼腰

上迎香　　　球后

EX-HN5　太阳

定位 位于耳廓前面，当眉梢与目外眦之间，向后约1横指的凹陷处。

功效主治 有清肝明目、通络止痛的作用。主治偏头痛、眼睛疲劳、牙痛。

EX-HN8　上迎香

定位 位于人体面部，当鼻翼软骨与鼻甲的交界处，近鼻唇沟上端。

功效主治 有宣通鼻窍的作用。主治鼻部疾病。

EX-HN4　鱼腰

定位 位于额部，瞳孔直上，眉毛中。

功效主治 有疏风通络、清热明目的作用。主治近视、沙眼、视神经炎、面神经麻痹、三叉神经痛。

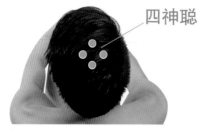

四神聪

EX-HN1　四神聪

定位 位于头顶部，百会穴前后左右各开1寸，共四穴。

功效主治 有镇静安神、清头明目的作用。主治头痛、眩晕、失眠、健忘、神经衰弱。

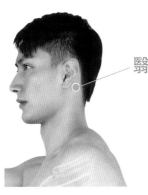

翳明

EX-HN13 翳明

定位 位于项部，翳风穴后1寸处。

功效主治 有明目安神的作用。主治头痛、耳鸣、失眠、近视、远视。

颈百劳

EX-HN14 颈百劳

定位 位于人体项部，大椎穴直上2寸，后正中线旁开1寸处。

功效主治 有养肺止咳、舒筋活络的作用。主治哮喘、肺结核、颈项强痛、角弓反张。

定喘

EX-B1 定喘

定位 位于背部，第七颈椎棘突下，旁开0.5寸。

功效主治 有止咳平喘的作用。主治喘哮久咳、肺结核、百日咳。

夹脊

EX-B2 夹脊

定位 位于从第一胸椎至第五腰椎棘突下两侧，旁开0.5寸，一侧17个穴。

功效主治 有调节脏腑、舒筋活络的作用。主治坐骨神经痛、腰痛、心肺疾病、肠胃疾病。

胃脘下俞

EX-B3 胃脘下俞

定位 位于背部，当第八胸椎棘突下，旁开1.5寸。

功效主治 有健脾和胃的作用。主治消渴病、胃痛、胸胁痛、胸膜炎。

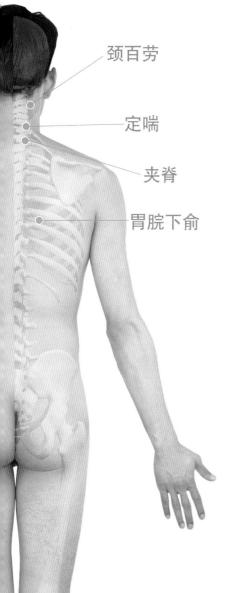

颈百劳

定喘

夹脊

胃脘下俞

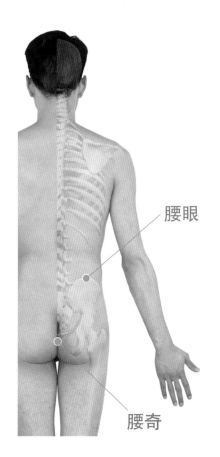

腰眼

腰奇

肘尖

腰痛点

外劳宫

EX-B8　腰奇

定位　位于骶部，当尾骨端直上2寸，骶角之间凹陷处。

功效主治　有利便通窍的作用。主治腰脊强痛、坐骨神经痛、便秘、头痛、失眠。

EX-B6　腰眼

定位　位于腰部，第四腰椎棘突下，旁开约3.5寸凹陷中。

功效主治　有强腰健肾的作用。主治坐骨神经痛、腰腿痛、腰骶疼痛、下肢痿痹。

EX-UE1　肘尖

定位　位于肘关节后部，屈肘时，位于尺骨鹰嘴的尖端。

功效主治　有化痰消肿的作用。主治痈疽、疔疮、瘰疬、肠痈。

EX-UE7　腰痛点

定位　位于手背，第二、三掌骨及第四、五掌骨之间，腕横纹与掌指关节中点处一侧两穴。

功效主治　有化瘀止痛的作用。主治手背红肿疼痛、头痛、耳鸣、急性腰扭伤。

EX-UE8　外劳宫

定位　位于手背，第二、三掌骨之间，掌指关节后0.5寸处。

功效主治　有祛风止痛的作用。主治手背红肿疼痛、腹痛、小儿脐风。

百虫窝　　　髌骨

内膝眼

16
15
12
9
6
3
0

鹤顶　　　外膝眼

EX-LE3　百虫窝

定位 位于大腿内侧，髌底内侧端上3寸。

功效主治 有祛风活血，驱虫止痒的作用。主治膝关节病、下肢痿痹、皮肤疾病、蛔虫病。

EX-LE1　髋骨

定位 位于大腿，梁丘穴两旁各1.5寸处，一侧2穴。

功效主治 有祛湿清热的作用。主治中风偏瘫、鹤膝风、膝关节痛。

EX-LE5　外膝眼

定位 位于膝部，髌骨下方与髌韧带外侧的凹陷中。

功效主治 有理气消肿的作用。主治膝痛、腓肠肌痉挛、下肢瘫痪。

EX-LE4　内膝眼

定位 位于膝部，髌骨下方与髌韧带内侧凹陷中。

功效主治 有活血通络的作用。主治膝痛、腓肠肌痉挛、髌骨软化症、下肢麻木。

EX-LE2　鹤顶

定位 位于膝上部，髌底的中点上方凹陷处。

功效主治 有通利关节的作用。主治膝痛、腿痛、下肢麻痹、瘫痪。

187

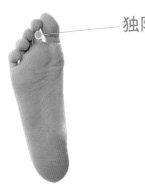
独阴

EX-LE11 独阴

定位 位于足第二趾的跖侧远侧趾间关节的中点处。

功效主治 有理气止痛的作用。主治疝气、胃痛、心绞痛。

EX-HN3 印堂

定位 位于人体额部，两眉头的正中。

功效主治 有安神定惊的作用。主治头痛、头晕、三叉神经痛、失眠。

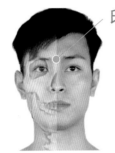
印堂

EX-UE11 十宣

定位 位于手十指尖端，距指甲游离缘0.1寸，左右共10个穴位。

功效主治 有清热、开窍、醒神的作用。主治失眠、高血压、手指麻木、癔病、惊厥。

EX-UE10 四缝

定位 位于第二至第五手指掌面，中间指关节的中央。共8穴。

功效主治 有消食导滞、祛痰化积的作用。主治疳积、胃脘痛、哮喘。

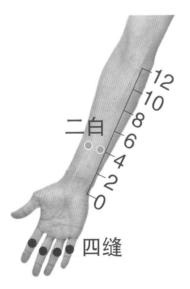
二白
四缝

EX-UE2 二白

定位 前臂掌侧，腕横纹上4寸，桡侧腕屈肌腱的两侧，一侧二穴。

功效主治 有调和气血的作用。主治前臂痛、胸胁痛、痔疮、脱肛、肛裂出血。

常见病症的
按摩方法

呼吸系统疾病

● 呼吸系统疾病是一种常见病、多发病，主要病变在气管、支气管、肺部及胸腔，病变轻者多咳嗽、胸痛、呼吸受影响，重者呼吸困难、缺氧，甚至呼吸衰竭致死。

◆ 感冒

感冒，中医称"伤风"，是一种由多种病毒引起的呼吸道常见病。感冒一般分为风寒感冒和风热感冒。风寒感冒的通常表现为：起病急，发热轻，恶寒重，头痛，周身酸痛，无汗，流清涕，咳嗽吐清痰等。风热感冒主要症状为：发热重，恶寒轻，流黄涕，咳吐黄痰，口渴，咽痛，大便干，小便黄，扁桃体肿大等。

● 穴位治病原理

治疗感冒的特效穴位有风池、攒竹、迎香、合谷、风府、大椎六个穴位。风池可提神醒脑，对外感风寒有较好效果；攒竹可祛风通络；迎香能散风清热、宣通鼻窍；合谷有镇静止痛、通经活络、清热解表的作用；风府可泻热安神、祛风解表；大椎是督脉与十二正经中所有阳经的交会点，总督一身之阳，有清热解表、补虚治劳等作用。更多特效穴位及其按摩方法，扫一扫二维码，跟着视频同步学。

● 按摩方法

操作位置	取穴定位	按摩方法
风池	位于项部，当枕骨之下，与耳垂相平，胸锁乳突肌与斜方肌上端之间的凹陷处。	将拇指和食指、中指相对成钳形拿捏风池穴30次，再以拇指按揉风池穴30次，病情重者力度稍重，病情轻者力度宜轻。
攒竹	位于面部，当眉头陷中，眶上切迹处。	食指扣拳，用食指第二关节点按攒竹穴150次，以重刺激手法操作。
迎香	位于鼻翼外缘中点旁，当鼻唇沟中。	用食指指腹点按迎香穴100次，以重刺激手法操作。
合谷	位于手背，第一、二掌骨间，当第二掌骨桡侧的中点处。	将拇指和食指两指相对置于合谷穴上，用掐法掐按合谷穴5～7次。
风府	位于项部，当后发际正中直上1寸，枕外隆凸直下，两侧斜方肌之间凹陷中。	将食指与中指并拢按在风府穴上，环形揉按3分钟。
大椎	位于后正中线上，第七颈椎棘突下凹陷中。	将食指、中指指腹放于大椎穴上，用力按揉1～2分钟。

◆ 咳嗽

咳嗽是呼吸系统疾病的主要症状，中医认为咳嗽是因外感六淫影响于肺所致的有声有痰之症。咳嗽的原因有上呼吸道感染、支气管炎、肺炎、喉炎等。咳嗽的主要症状为：痰多色稀白或痰色黄稠，量少，喉间有痰声，似水笛哮鸣声音，易咳出，喉痒欲咳等。在治疗的同时，通过刺激穴位也可以缓解或治疗咳嗽。

● 穴位治病原理

治疗咳嗽的特效穴位有大椎、肺俞、云门、膻中、尺泽、太渊六个穴位。大椎有清热解表、补虚治劳等作用；肺俞具有宣肺、平喘、理气的作用，可防治肺功能失调所引起的病症；云门有清肺理气的作用；膻中可宽胸理气、止咳平喘；尺泽有清肺宣气、泻火降逆的作用；太渊可调理肺气、通调血脉。更多特效穴位及其按摩方法，扫一扫二维码，跟着视频同步学。

● 按摩方法

操作位置	取穴定位	按摩方法
大椎	位于后正中线上，第七颈椎棘突下凹陷中。	将中指指腹置于大椎穴上，用力按揉1～2分钟。
肺俞	位于背部，当第三胸椎棘突下，旁开1.5寸。	将食指紧并于中指，手指前端放于肺俞穴上，环形按揉3分钟。
云门	位于胸前壁的外上方，肩胛骨喙突上方，锁骨下窝凹陷处，距前正中线6寸。	食指、中指、无名指紧并，放于云门穴上揉按，以局部酸胀为宜。
膻中	位于胸部，当前正中线上，平第四肋间，两乳头连线的中点。	将食指、中指、无名指并拢，三指指腹放于膻中穴上，按揉3分钟。
尺泽	位于肘横纹中，肱二头肌腱桡侧凹陷处。	将拇指指腹放在尺泽穴上，适当用力揉按1分钟，以有酸胀感为佳。
太渊	位于腕掌侧横纹桡侧，桡动脉搏动处。	用手指指尖垂直轻轻掐按太渊穴，以有酸胀感为佳，掐按1～3分钟。

◆ 哮喘

哮喘是一种常见的呼吸道慢性炎症性疾病，主要特征是多变和复发的症状、可逆性气流阻塞和支气管痉挛。常常表现为喘息、气促、咳嗽、胸闷等症状突然发生，或原有症状急剧加重，常有呼吸困难症状，以呼气量降低为其发病特征。这些症状经常在患者接触烟雾、香水、油漆、灰尘、宠物、花粉等刺激性气体或变应原之后发作，夜间和（或）清晨症状也容易发生或加剧，由接触刺激物或呼吸道感染所诱发。

• 穴位治病原理

治疗哮喘的特效穴位有天突、列缺、曲池、内关、孔最、丰隆六个穴位。天突具有理气化痰、止咳平喘的作用；列缺可宣肺散邪、止咳平喘；曲池可清热和营、降逆活络；内关具有理气止痛的作用；孔最有宣肺解表、肃降肺气的作用；丰隆可健脾化痰。更多特效穴位及其按摩方法，扫一扫二维码，跟着视频同步学。

• 按摩方法

操作位置	取穴定位	按摩方法
天突	位于颈部，当前正中线上，胸骨上窝中央。	食指与中指并拢，其余三指弯曲握拳，两指指尖放于天突穴环形按揉50次，力度轻柔，速度适中。
列缺	位于前臂桡侧缘，桡骨茎突上方，腕横纹上1.5寸，当肱桡肌与拇长展肌腱之间。	拇指放于列缺穴上，其余四指半握附于手臂上，揉按3～5分钟，以局部有酸痛感为宜。
曲池	位于肘横纹外侧端，屈肘，当尺泽与肱骨外上髁连线中点。	拇指放于曲池穴上，其余四指半握附于手臂上，揉按3～5分钟，以局部有酸痛感为宜。
内关	位于前臂掌侧，当曲泽与大陵的连线上，腕横纹上2寸，掌长肌腱与桡侧腕屈肌腱之间。	用拇指指腹揉按内关穴，揉按3～5分钟，以局部潮红发热为佳。
孔最	位于前臂掌面桡侧，当尺泽与太渊连线上，腕横纹上7寸。	将拇指指腹放于孔最穴上，其余四指附于手臂上，力度适中，揉按3分钟。
丰隆	位于小腿前外侧，当外踝尖上8寸，条口外，距胫骨前缘二横指（中指）。	将拇指指腹放于丰隆穴上，其余四指半握附于腿部上，揉按3～5分钟，以局部有酸痛感为宜。

◆ 空调病

空调病又称"空调综合征"，指长时间在空调环境下工作学习的人，因空气不流通，环境不佳，出现鼻塞、头昏、打喷嚏、乏力、记忆力减退等症状，一般表现为疲乏无力、四肢肌肉关节酸痛、头痛、腰痛，严重者可引起口眼㖞斜。因老人、儿童的身体抵抗力低下，空调冷气最容易攻破他们的呼吸道防线。

• 穴位治病原理

治疗空调病的特效穴位有百会、印堂、太阳等穴位。百会有开窍醒脑、回阳固脱的作用；印堂有明目通鼻、宁心安神的作用；太阳有解除疲劳、振奋精神、止痛醒脑的作用。更多特效穴位及其按摩方法，扫一扫二维码，跟着视频同步学。

● 按摩方法

操作位置	取穴定位	按摩方法
百会	位于头部，当后发际正中直上7寸，或两耳尖连线的中点处。	用中指指腹轻按百会穴，以顺时针的方向揉按1分钟，再以逆时针的方向揉按1分钟。
印堂	位于额部，当两眉头之中间。	中指点按在印堂穴上，以顺时针的方向做回旋动作1分钟。操作时手指应紧贴皮肤，与皮肤之间不能移动，而皮下的组织要被揉动，幅度可逐渐扩大。
太阳	位于颞部，当眉梢与目外眦之间，向后约一横指的凹陷处。	拇指指腹按在太阳穴上，以顺时针的方向揉按1分钟。

◆ 肺炎

肺炎是指终末气道、肺泡和肺间质等组织病变所发生的炎症。主要临床表现为寒战、高热、咳嗽、咳痰，深呼吸和咳嗽时，有少量或大量的痰。本病起病急，自然程是7~10天。

● 穴位治病原理

治疗肺炎的特效穴位有天突、中府、膻中、肺俞、身柱、经渠六个穴位。天突可宣通肺气、化痰止咳；中府能泻肺热、止咳喘；膻中有清肺止喘、舒胸理气；肺俞为治疗肺脏疾病的重要腧穴；身柱可宣肺清热；经渠可宣肺利咽、降逆平喘。更多特效穴位及其按摩方法，扫一扫二维码，跟着视频同步学。

● 按摩方法

操作位置	取穴定位	按摩方法
天突	位于颈部，当前正中线上，胸骨上窝中央。	将右手食指、中指并拢，其余三指弯曲握拳，用指腹环形按揉天突穴50次，力度轻柔。
中府	位于胸前壁的外上方，云门下1寸，平第一肋间隙，距前正中线6寸。	用食指和中指指腹点按中府穴100次，然后向外揉按2~3分钟。
膻中	位于胸部，当前正中线上，平第四肋间，两乳头连线的中点。	用大鱼际或掌根贴于膻中穴，逆时针揉按3~5分钟，以有胀麻感为宜。
肺俞	位于背部，第三胸椎棘突下，旁开1.5寸。	用拇指指腹着力于肺俞穴，做一按一松的动作，按压2分钟，以局部酸痛为宜。
身柱	位于背部，当后正中线上，第三胸椎棘突下凹陷中。	食指、中指、无名指并拢，微用力反复推揉身柱穴及周围皮肤3~5分钟，中指力度比其余两指要重。
经渠	位于前臂掌面桡侧，桡骨茎突与桡动脉之间凹陷处，腕横纹上1寸。	用手指指腹按压经渠穴，稍用力，以有轻微的酸胀感为宜；各按压1~3分钟。

心脑血管疾病

● 心脑血管疾病就是心脏血管和脑血管的疾病统称。泛指由于高脂血症、血液黏稠、动脉粥样硬化、高血压等所导致的心脏、大脑及全身组织发生缺血性或出血性疾病。是一种严重威胁人类，特别是50岁以上中老年人健康的常见病。

◆ 高血压

高血压病是以动脉血压升高为主要临床表现的慢性全身性血管性疾病，血压高于140/90毫米汞柱即可诊断为高血压。本病早期无明显症状，部分患者会出现头晕、头痛、心悸、失眠、耳鸣、乏力、颜面潮红或肢体麻木等不适表现。中医认为本病多因精神过度紧张、饮酒过度、嗜食肥甘厚味等所致。

● 穴位治病原理

治疗高血压的特效穴位有百会、曲池、神门、肾俞、足三里、涌泉六个穴位。百会具有开窍醒脑、回阳固脱的作用；曲池是大肠经上的穴位，可用来扑灭火气、平缓降压；神门具有宁心安神、清心调气的作用；肾俞具有培补肾元的作用，能促进肾脏的血流量，改善肾脏的血液循环；足三里可扶正培元、升降气机；涌泉能益精补肾、滋养五脏，在人体养生、防病、治病、保健等各个方面有着举足轻重的作用。更多特效穴位及其按摩方法，扫一扫二维码，跟着视频同步学。

● 按摩方法

操作位置	取穴定位	按摩方法
百会	位于头部，当前发际正中直上5寸，或两耳尖连线的中点处。	用拇指指腹由轻渐重按揉百会穴2～3分钟。
曲池	位于肘横纹外侧端，屈肘，当尺泽与肱骨外上髁连线中点。	将拇指指尖放于曲池穴上，其余四指附于手臂上，由轻渐重揉按1～2分钟。
神门	位于腕部，腕掌侧横纹尺侧端，尺侧腕屈肌腱的桡侧凹陷处。	将拇指指腹放于神门穴上，其余四指附于腕关节处，揉按3分钟。
肾俞	位于腰部，当第二腰椎棘突下，旁开1.5寸。	用拇指指腹按揉肾俞穴2～3分钟。
足三里	位于小腿前外侧，当犊鼻下3寸，距胫骨前缘一横指（中指）。	用拇指指腹按揉足三里穴2～3分钟。
涌泉	位于足底部，蜷足时足前部凹陷处，约当足底二、三趾趾缝纹头端与足跟连线的前三分之一与后三分之二交点上。	用手掌搓擦涌泉穴36次，再屈伸双脚趾次，然后静坐10～15分钟。

◆ 低血压

低血压指血压降低引起的一系列症状，部分人群无明显症状，病情轻微者可有头晕、头痛、食欲不振、疲劳、脸色苍白等，严重者会出现直立性眩晕、四肢冰凉、心律失常等症状。西医诊断低血压的标准为：血压值小于90/60毫米汞柱。

● 穴位治病原理

治疗低血压的特效穴位有气海、百会、足三里等穴位。气海穴居脐下，为先天元气聚会之处，有调脏腑之气、行瘀滞之作用。百会有开窍醒脑、回阳固脱的作用。足三里有生发胃气、燥化脾湿的作用，可促进身体对营养的吸收，强化体质。更多特效穴位及其按摩方法，扫一扫二维码，跟着视频同步学。

● 按摩方法

操作位置	取穴定位	按摩方法
气海	位于下腹部，前正中线上，当脐中下1.5寸。	用食指指腹按揉气海穴2分钟，以局部轻微酸痛或潮红发热为度。
百会	位于头部，当前发际正中直上5寸，或两耳尖连线的中点处。	用中指端按在百会穴上，以顺时针的方向揉按50次，再以逆时针的方向揉按50次。
足三里	位于小腿前外侧，当犊鼻下3寸，距胫骨前缘一横指（中指）。	用大拇指指腹按揉足三里穴50次，以局部潮红发热为主。

◆ 冠心病

冠心病是由冠状动脉发生粥样硬化导致心肌缺血的疾病，是中老年人心血管疾病中最常见的一种。在临床上冠心病主要分为心绞痛、心律不齐、心肌梗死及心力衰竭等，主要症状有：胸骨后疼痛，呈压榨样、烧灼样疼痛。中医认为本病的发生主要是因气滞血瘀所致，与心、肝、脾、肾诸脏功能失调有关。

● 穴位治病原理

治疗冠心病的特效穴位有大椎、心俞、膻中、巨阙、内关、足三里六个穴位。大椎是督脉与十二正经中所有阳经的交会点，总督一身之阳，有补虚治劳的作用；心俞可调节心脏功能，补充心神气血，养护心脏；膻中可宽胸理气，不仅能够丰胸、除烦，对心脏也有很好的保健作用；巨阙可祛除心火、宁心安神；内关可宁心安神、理气止痛；足三里为足阳明胃经的合穴，"合治内腑"，凡六腑之病皆可用之，足三里是所有穴位中最具养生保健价值的穴位之一。更多特效穴位及其按摩方法，扫一扫二维码，跟着视频同步学。

● 按摩方法

操作位置	取穴定位	按摩方法
大椎	位于后正中线上，第七颈椎棘突下凹陷中。	将中指指腹放于大椎穴上，中指用力按揉1～2分钟。
心俞	位于背部，当第五胸椎棘突下，旁开1.5寸。	将食指、中指、无名指紧并放于心俞穴上，点揉3分钟。
膻中	位于胸部，当前正中线上，平第四肋间，两乳头连线的中点。	将食指、中指、无名指并拢，三指指腹放于膻中穴上按揉1～2分钟。
巨阙	位于上腹部，前正中线上，当脐中上6寸。	将食指、中指并拢，放于上腹部巨阙穴上，点揉3分钟。
内关	位于前臂掌侧，当曲泽与大陵的连线上，腕横纹上2寸，掌长肌腱与桡侧腕屈肌腱之间。	将拇指指腹放于内关穴上，其余四指半握附于手臂上，揉按3～5分钟，以局部有酸痛感为宜。
足三里	位于小腿前外侧，当犊鼻下3寸，距胫骨前缘一横指（中指）。	将拇指指尖放于足三里穴上，其余四指附于小腿腿腹上，微用力压揉3分钟。

◆ 贫血

贫血是指人体外周血红蛋白减少，低于正常范围下限的一种常见的临床症状。主要症状为头昏、耳鸣、失眠、记忆减退、注意力不集中等，为贫血导致神经组织损害的常见症状。成年男性血红蛋白小于120克/升，成年女性（非妊娠）血红蛋白小于110克/升，孕妇血红蛋白小于100克/升，均可诊断为贫血。

● 穴位治病原理

治疗贫血的特效穴位有中脘、神阙、血海等穴位。中脘有和胃健脾、降逆利水的作用。神阙有温补脾阳、健运脾胃、复苏固脱之效。血海穴，血这里指脾血，海，指脾经所生之血在此聚集，气血物质充斥的范围巨大如海，故名。该穴有化血为气、运化脾血之功能。故此三穴配伍，可有效改善贫血。

● 按摩方法

操作位置	取穴定位	按摩方法
中脘	位于上腹部，前正中线上，当脐中上4寸。	右手掌置于中脘穴上，先用掌根稍用力将胃脘向左推荡，继之再以五指将胃脘稍用力向右推荡，往返计10次。
神阙	位于腹中部，脐中央。	四指置于神阙穴，先逆时针摩腹30圈，然后再顺时针摩动30圈。
血海	屈膝，位于大腿内侧，髌底内侧端上2寸，当股四头肌内侧头的隆起处。	拇指按于腿部的血海穴上，以顺时针的方向作旋转按揉1分钟。

精神和神经系统疾病

POINT

● 精神和神经系统疾病是指发生于中枢神经系统、周围神经系统、植物神经系统的以感觉、运动、意识、植物神经功能障碍为主要表现的疾病。

◆ 失眠

失眠是指无法入睡或无法保持睡眠状态，即睡眠失常。失眠虽不属于危重疾病，但影响人们的日常生活。睡眠不足会导致健康不佳、生理节奏被打乱，继之引起人的疲劳感及全身不适、无精打采、反应迟缓、头痛、记忆力减退等症状。失眠所造成的直接影响是精神方面的，严重者会导致精神分裂。

● 穴位治病原理

治疗失眠的特效穴位有鱼腰、印堂、太阳、百会、心俞、少海六个穴位。鱼腰有疏风通络的作用；印堂可清头明目、宁心安神；太阳可改善大脑气血运行，快速有效地缓解脑部疲劳、头昏脑涨；百会具有开窍醒脑、回阳固脱的作用；心俞能补充心神气血、宁心安神；少海有滋阴降火的作用，能祛除心火，可以有效缓解、治疗失眠。更多特效穴位及其按摩方法，扫一扫二维码，跟着视频同步学。

● 按摩方法

操作位置	取穴定位	按摩方法
鱼腰	位于额部，瞳孔直上，眉毛中。	用食指指腹揉按鱼腰穴30次。
印堂	位于额部，当两眉头之中间。	将食指、中指并拢点按印堂穴30次。
太阳	位于颞部，当眉梢与目外眦之间，向后约一横指的凹陷处。	用拇指指尖放于太阳穴上，其余四指附于同侧脑部，力度由轻渐重揉按1~2分钟。
百会	位于头部，当前发际正中直上5寸，或两耳尖连线的中点处。	将拇指放于百会穴上，其余四指半握拳，适当用力压揉1分钟。
心俞	位于背部，当第五胸椎棘突下，旁开1.5寸。	用拇指指腹点按心俞穴1~3分钟。
少海	位于肘横纹内侧端与肱骨内上髁连线的中点处。	将拇指指尖放在少海穴上，适当用力掐按1分钟。

抑郁症

抑郁症属于心理疾病。抑郁症的发病过程与心理、遗传、生活等诸多方面因素都有关联，以患者情绪消沉低落、思维迟缓、认知功能出现障碍以及言语动作减少、迟缓为典型症状，日久则出现自卑抑郁、悲观厌世症状，严重者会出现幻觉、妄想甚至有自杀的意念。抑郁症应及早治疗，巩固康复，防止复发。

● 穴位治病原理

治疗抑郁症的特效穴位有四神聪、心俞、三焦俞等穴位。经常按摩四神聪穴，可促进头部血液循环，增加大脑供血，起到醒神益智、助眠安神、消除疲劳、强健精神的养生功效。心俞有散发心室之热的作用，主治惊悸、失眠、健忘等心与神志病变。按摩三焦俞有外散三焦腑之热的作用，主治发烧、腰痛、精力减退等症。更多特效穴位及其按摩方法，扫一扫二维码，跟着视频同步学。

● 按摩方法

操作位置	取穴定位	按摩方法
四神聪	位于头顶部，百会穴前后左右各开1寸，共4穴。	用食指指腹点按四神聪穴200次。
心俞	位于背部，当第五胸椎棘突下，旁开1.5寸。	四指合拢做支撑点，拇指指腹点按心俞穴1～3分钟。
三焦俞	位于腰部，当第一腰椎棘突下，旁开1.5寸。	用拇指指腹推按三焦俞穴，至皮肤潮红发热为度。

面肌痉挛

面肌痉挛又称面肌抽搐，表现为一侧面部肌肉不自主地抽搐。抽搐呈阵发性且不规律，程度不等，可因疲倦、长期精神紧张、精神压力及自主运动等因素而加重。通常局限于眼睑部或颊部、口角，严重者可涉及整个侧面部。本病多在中年后发生，常见于女性。

● 穴位治病原理

治疗面肌痉挛的特效穴位有阳白、下关、地仓等穴位。阳白有疏风清热，清头明目的作用。下关可疏通经络，消肿止痛，对于多种原因导致的面痛、口眼歪斜均可选用。地仓可舒筋活络、活血化瘀，穴下有面神经及眶下神经的分支，深层为颊神经的末支，并有面动、静脉，主治口眼歪斜、齿痛、面神经麻痹、三叉神经痛等。更多特效穴位及其按摩方法，扫一扫二维码，跟着视频同步学。

● 按摩方法

操作位置	取穴定位	按摩方法
阳白	位于前额部，当瞳孔直上，眉上1寸处。	食指放于前额部阳白穴上，其余四指附于两鬓，揉按3～5分钟。
下关	位于面部耳前方，当颧弓与下颌切迹所形成的凹陷中。	食指与中指紧并，两指指腹放于头部侧面的下关穴上，揉按30～50次。
地仓	位于面部，口角外侧，上直瞳孔。	中指放于嘴角处的地仓穴上，揉按2分钟。

◆ 眩晕

眩晕与头晕有所相似，但本质不同。眩晕分为周围性眩晕和中枢性眩晕。中枢性眩晕是由脑组织、脑神经疾病引起，如高血压、动脉硬化等脑血管疾病。周围性眩晕发作时多伴有耳聋、耳鸣、恶心、呕吐、出冷汗等植物神经系统症状。如不及时治疗容易引起痴呆、脑血栓、脑出血、中风偏瘫、甚至猝死等情况。

● 穴位治病原理

治疗眩晕的特效穴位有百会、翳风、天柱等穴位。百会穴位居巅顶部，其深处即为脑之所在；且百会为督脉经穴，督脉又归属与脑。可见，百会穴与脑密切联系，是调节大脑功能的要穴。翳风穴在风池之前耳根部，主治精神神经系统疾病和五官系统疾病，按摩翳风穴可改善神经麻痹、头痛、膈肌痉挛、笑肌麻痹等病症。天柱穴位于后颈部正下方凹处，起到支撑头颅的作用，意示擎天之柱而名。该穴道是治疗头部、颈部、脊椎以及神经类疾病的中医理疗首选穴之一。按摩此穴可治疗肩膀肌肉僵硬、酸痛、治疗疼痛、麻痹等后遗症、治疗宿醉、穴道指压法治疗忧郁症等。更多特效穴位及其按摩方法，扫一扫二维码，跟着视频同步学。

● 按摩方法

操作位置	取穴定位	按摩方法
百会	位于头部，当前发际正中直上5寸，或两耳尖连线的中点处。	将拇指放于百会穴上，以顺时针和逆时针方向揉按，以百会穴四周有酸胀感为宜。
翳风	位于耳垂后方，当乳突与下颌角之间的凹陷处。	将拇指放于头部的翳风穴上，以顺时针和逆时针方向分别揉按，以局部有酸胀感为宜。
天柱	位于项部，大筋（斜方肌）外缘之后发际凹陷中，约当后发际正中旁开1.3寸。	用拇指、食指、中指捏揉天柱穴，以局部有酸胀感为宜。

消化系统疾病

● 消化系统疾病是发生在口腔、唾液腺、食道、胃、肠、肝、胆、胰腺、腹膜及网膜等脏器的疾病，临床表现除消化系统本身症状及体征外，也常伴有其他系统或全身性症状。消化系统疾病是常见病、多发病，总发病率占人口的30%。

◈ 消化不良

消化不良是由胃动力障碍所引起的疾病，也包括胃蠕动不好的胃轻瘫和食道反流病。主要表现为上腹痛、早饱、腹胀、嗳气等。长期的消化不良易导致肠内平衡被打乱，出现腹泻、便秘、腹痛和胃癌等。所以消化不良者平常要注意自己的饮食，不宜食用油腻、辛辣、刺激的食物。

● 穴位治病原理

治疗消化不良的特效穴位有中脘、关元、内关、手三里、足三里、脾俞六个穴位。中脘能健脾和胃、通腑降气；关元可培补元气、理气和血；内关可理气止痛，对胃部的止疼效果比较明显；手三里可润化脾燥，治疗消化系统疾病，改善腹痛、腹泻效果尤为明显；足三里可健脾和胃、扶正培元；脾俞有益气健脾的作用，可增强脾脏的运化功能，促进消化吸收。更多特效穴位及其按摩方法，扫一扫二维码，跟着视频同步学。

● 按摩方法

操作位置	取穴定位	按摩方法
中脘	位于上腹部，前正中线上，当脐中上4寸。	双手重叠紧贴于中脘穴，先以顺时针方向旋转按揉1~2分钟，再以逆时针方向旋转按揉1~2分钟，以使局部有温热舒适感为度。
关元	位于下腹部，前正中线上，当脐中下3寸。	双手掌重叠贴于小腹的关元穴上，先以顺时针方向旋转按摩1~2分钟，再以逆时针方向旋转按揉1~2分钟。
内关	位于前臂掌侧，当曲泽与大陵的连线上，腕横纹上2寸，掌长肌腱与桡侧腕屈肌腱之间。	用拇指指腹紧贴于内关穴揉按1~2分钟，左右两臂交替进行。
手三里	位于前臂背面桡侧，当阳溪与曲池连线上，肘横纹下2寸。	将拇指指尖放于手三里穴上，其余四指附于手臂上，用力压揉5分钟。
足三里	位于小腿前外侧，当犊鼻下3寸，距胫骨前缘一横指（中指）。	拇指指腹贴于足三里穴按揉1~2分钟，以局部有酸胀麻的感觉为度。
脾俞	位于背部，当第十一胸椎棘突下，旁开1.5寸。	用拇指指腹揉按脾俞穴，力度由轻到重，揉按1~3分钟，以有酸麻胀痛感为佳。

◈ 腹泻

腹泻是大肠疾病最常见的一种症状，主要表现为排便次数明显超过日常习惯的排便次数，粪质稀薄，水分增多，每日排便总量超过200克。正常人群每天只需排便1次，且大便成型，颜色呈黄褐色。腹泻主要分为急性与慢性，急性腹泻发病时期为一至两个星期，但慢性腹泻发病时则在两个月以上，多由肛肠疾病所引起。

• 穴位治病原理

治疗腹泻的特效穴位有中脘、天枢、大巨、水分、足三里、太白六个穴位。中脘能健脾和胃、通腑降气；天枢可防治大肠疾患；大巨有调肠胃、固肾气的作用；水分可通调水道、理气止痛；足三里可健脾和胃、扶正培元；太白可益气健脾，改善食欲，消除便溏。更多特效穴位及其按摩方法，扫一扫二维码，跟着视频同步学。

• 按摩方法

操作位置	取穴定位	按摩方法
中脘	位于上腹部，前正中线上，当脐中上4寸。	用手掌大小鱼际处以打圈的方式按揉中脘穴，先按顺时针方向按揉5分钟，再以逆时针方向按揉5分钟。
天枢	位于腹中部，距脐中2寸。	用拇指指腹按揉腹部的天枢穴5分钟。
大巨	位于下腹部，当脐中下2寸，距前正中线2寸。	食指、中指、无名指、小指并拢，用指尖按揉腹部的大巨穴5分钟。
水分	位于上腹部，前正中线上，当脐中上1寸。	食指、中指、环指并拢，用手臂的力度揉按水分穴1～3分钟，以皮肤潮红发热为佳。
足三里	位于小腿前外侧，当犊鼻下3寸，距胫骨前缘一横指。	用拇指指腹点按足三里穴1分钟，以皮肤潮红发热为度。
太白	位于足内侧缘，当足大趾本节（第一跖趾关节）后下方赤白肉际凹陷处。	用拇指指腹按揉太白穴，力度均匀，以有酸胀感为宜，左右各按50次.

◈ 胃痛

胃痛是指上腹胃脘部近心窝处的疼痛，是临床上常见的病症。胃是人体内重要的消化器官之一。引起胃痛的疾病有很多，有一些还是非常严重的疾病，常见的有急慢性胃炎、胃及十二指肠溃疡病、胃黏膜脱垂、胃下垂、胰腺炎、胆囊炎及胆石症等疾病。

- 穴位治病原理

治疗胃痛的特效穴位有中脘、内关、足三里等穴位。中脘穴为人体任脉上的主要穴道之一，主治消化系统疾病，如胃痛、腹胀、腹泻、腹痛、呕吐、便秘、黄疸等。内关穴为人体手厥阴心包经上的重要穴道之一，主治呃逆、胃痛、失眠、孕吐、晕车、手臂疼痛、头痛等。足三里是一个强壮身心的大穴，按摩足三里有调节机体免疫力、调理脾胃等作用。更多特效穴位及其按摩方法，扫一扫二维码，跟着视频同步学。

- 按摩方法

操作位置	取穴定位	按摩方法
中脘	位于上腹部，前正中线上，当脐中上4寸。	食指与中指并拢，其余三指弯曲握拳，两指指腹放于中脘穴上，环形按揉2分钟，力度适中。
内关	位于前臂掌侧，当曲泽与大陵的连线上，腕横纹上2寸，掌长肌腱与桡侧腕屈肌腱之间。	用拇指指腹点按内关穴，力度由轻到重，压揉3分钟。
足三里	位于小腿前外侧，当犊鼻下3寸，距胫骨前缘一横指（中指）。	用拇指指腹放于足三里穴上，其余四指附于小腿腿腹上，微用力压揉3分钟。

◆ 便秘

便秘是临床常见的复杂症状，而不是一种疾病，主要是指排便次数减少、粪便量减少、粪便干结、排便费力等。引起功能性便秘的原因有：饮食不当，如饮水过少或进食含纤维素的食物过少；生活压力过大，精神紧张；滥用泻药，对药物产生依赖形成便秘；结肠运动功能紊乱；年老体虚，排便无力等。

- 穴位治病原理

治疗便秘的特效穴位有气海、天枢、支沟、足三里、上巨虚、大肠俞六个穴位。气海有培补元气的作用；天枢可防治大肠疾患；支沟有清利三焦、通便利腑的作用；足三里可健脾和胃、扶正培元；上巨虚有调和肠胃、理气止痛、健脾祛湿的作用；大肠俞可理气降逆，调和肠胃。更多特效穴位及其按摩方法，扫一扫二维码，跟着视频同步学。

- 按摩方法

操作位置	取穴定位	按摩方法
气海	位于下腹部，前正中线上，当脐中下1.5寸。	食指、中指、无名指并拢，放于气海穴上，力度轻柔，环形按揉5分钟。
天枢	位于腹中部，距脐中2寸。	将食指、中指放于天枢穴做双指揉3～5分钟。

操作位置	取穴定位	按摩方法
支沟	位于前臂背侧，当阳池与肘尖的连线上，腕背横纹上3寸，尺骨与桡骨之间。	用拇指指尖按压支沟穴，以局部感到胀痛为宜，每次按压5分钟，每天3次。
足三里	位于小腿前外侧，当犊鼻下3寸，距胫骨前缘一横指（中指）。	将拇指指尖放于足三里穴上，其余四指附于小腿腿腹上，微用力压揉3分钟。
上巨虚	位于小腿前外侧，当犊鼻下6寸，距胫骨前缘一横指（中指）。	将拇指指尖放于上巨虚穴上，微用力压揉，以局部有酸胀痛感为宜。
大肠俞	位于腰部，当第四腰椎棘突下，旁开1.5寸。	用拇指指腹揉按大肠俞穴1～3分钟，以皮肤潮红发热为佳。

◆ 消化性溃疡

消化性溃疡主要指发生在胃和十二指肠的慢性溃疡，以周期性发作、节律性上腹部疼痛为主要特征。本病绝大多数（95%以上）发病部位位于胃和十二指肠，故又称胃及十二指肠溃疡。本病的总发病率占总人口的5%～10%，十二指肠溃疡较胃溃疡多见，以青壮年多发，男多于女，儿童亦可发病。

● 穴位治病原理

治疗消化性溃疡的特效穴位有中脘、至阳、胃俞等穴位。中脘穴在人体上腹部，是"万能胃药"，这是因为中脘穴在生理上位于胃的贲门和幽门之间，因此能够辅助治疗胃部疾病。其次，中脘穴还是胃经的募穴，当胃有病变的时候，这里最先发生反应，同样在此处治疗，也能有效缓解各种胃病。至阳穴有壮阳益气的作用，主治胃痉挛、胆绞痛、胆囊炎、膈肌痉挛、肋间神经痛等病症。胃俞穴主治消化系统疾病，如胃溃疡、胃炎、胃痉挛、呕吐、恶心等。更多特效穴位及其按摩方法，扫一扫二维码，跟着视频同步学。

● 按摩方法

操作位置	取穴定位	按摩方法
中脘	位于人体上腹部，前正中线上，当脐中上4寸。	用掌根揉按中脘穴，以顺时针的方向做回旋动作约3分钟。
至阳	位于背部，后正中线上，第七胸椎棘突下凹陷处。	用拇指指端用力按压至阳穴，操作时按压的力量要由轻至重，使患部有一定压迫感后，持续一段时间，再慢慢放松。
胃俞	位于背部，当第十二胸椎棘突下，旁开1.5寸。	用拇指指腹揉按胃俞穴，力度由轻到重，揉按1～3分钟，以有酸麻胀痛感为佳。

泌尿生殖系统疾病

POINT ● 泌尿生殖系统的疾病既可由身体其他系统病变引起，又可影响其他系统甚至全身。其主要表现在泌尿系统本身，如排尿改变、尿的改变、肿块、疼痛等，但亦可表现在其他方面，如高血压、水肿、贫血等。

◆ 慢性肾炎

慢性肾炎通常指的是一种以慢性肾小球病变为主的肾小球疾病，也是一种常见的慢性肾脏疾病。此病潜伏时间长，病情发展缓慢，它可发生于任何年龄，但以青、中年男性为主，病程长达1年以上。慢性肾炎的症状各异，大部分患者有明显血尿、浮肿、高血压表现，并有全身乏力、纳差、腹胀、贫血等症状。

● 穴位治病原理

治疗慢性肾炎的特效穴位有命门、神门、涌泉等穴位。命门有培元固本、强健腰膝的作用。神门有补益心气、安定心神的作用。涌泉在足底部，是足少阴肾经的井穴，有使肾精充足、精力充沛、性功能强盛、腰膝壮实不软等作用。更多特效穴位及其按摩方法，扫一扫二维码，跟着视频同步学。

● 按摩方法

操作位置	取穴定位	按摩方法
命门	位于腰部，当后正中线上，第二腰椎棘突下凹陷中。	食指、中指紧并，用手指指腹点按命门穴，以3～5分钟为宜。
神门	位于腕部，腕掌侧横纹尺侧端，尺侧腕屈肌腱的桡侧凹陷处。	将拇指指腹放于神门穴上，其余四指附于手臂上，力度由轻渐重，揉按3分钟。
涌泉	位于足底部，蜷足时足前部凹陷处，约当足底二、三趾趾缝纹头端与足跟连线的前三分之一与后三分之二交点上。	用食指第二关节点按涌泉穴3～5分钟。

◆ 前列腺炎

前列腺炎是现代社会成年男性常见病之一，是由多种复杂原因和诱因引起的前列腺的炎症。前列腺炎的临床表现具有多样化，以尿道刺激症状和慢性盆腔疼痛为其主要表现。其中尿道症状为尿急、尿频、排尿时有烧灼感、排尿疼痛，可伴有排尿终末血尿或尿道脓性分泌物等。

● 穴位治病原理

治疗前列腺炎的特效穴位有中脘、水道、大肠俞等穴位。中脘位于脐上，具有健脾和胃、补中益气之功，主治各种胃腑疾患。水道位于脐下，有利水通淋消肿、调经止痛之功，主治泌尿生殖系统疾病。大肠俞穴位于人体腰部，有通调肠腑、清泻肠腑积热之功，主治泌尿生殖系统疾病。更多特效穴位及其按摩方法，扫一扫二维码，跟着视频同步学。

● 按摩方法

操作位置	取穴定位	按摩方法
中脘	位于上腹部，前正中线上，当脐中上4寸。	半握拳，拇指伸直，将拇指放在中脘穴上，适当用力揉按1分钟。
水道	位于下腹部，当脐中下3寸，距前正中线2寸。	四指合拢，用四指的指腹点按水道穴1～3分钟。
大肠俞	位于腰部，当第四腰椎棘突下，旁开1.5寸。	用手掌根部的力度揉按大肠俞穴，至局部红热为止。

◆ 尿道炎

尿道炎是由于尿道损伤、尿道内有异物、尿道梗阻、邻近器官出现炎症或性生活不洁等原因引起的尿道细菌感染。患有尿道炎的人常会有尿频、尿急、排尿时有烧灼感以致排尿困难的症状，而且有的还有较多尿道分泌物，开始为黏液性，逐渐变为脓性。

● 穴位治病原理

治疗尿道炎的特效穴位有肾俞、中极、阴陵泉等穴位。肾俞属足太阳膀胱经，有增强肾功能之功，主治遗尿、遗精、阳痿、月经不调等病症。中极是人体任脉上的主要穴道之一，主治生殖器疾病和泌尿疾病。阴陵泉有排渗脾湿的作用，主治小便不利、遗尿、尿失禁等病症。更多特效穴位及其按摩方法，扫一扫二维码，跟着视频同步学。

● 按摩方法

操作位置	取穴定位	按摩方法
肾俞	位于腰部，当第二腰椎棘突下，旁开1.5寸。	用手指指腹揉搓肾俞穴，以有酸胀感为宜。
中极	位于下腹部，前正中线上，当脐中下4寸。	食指、中指紧并，用手指指腹按揉中极穴15次。
阴陵泉	位于小腿内侧，当胫骨内侧髁后下方凹陷处。	中指、食指并拢，推揉阴陵泉穴3分钟，推揉过程中以有酸麻胀痛感为佳。

◆ 阳痿

阳痿即勃起功能障碍，是指在企图性交时，阴茎勃起硬度不足于插入阴道，或阴茎勃起硬度维持时间不足于完成满意的性生活的病症。男性阴茎勃起是一个复杂的过程，与大脑、激素、情感、神经、肌肉和血管等都有关联。前面一个或多个原因都有可能导致男性勃起功能障碍。

● 穴位治病原理

治疗阳痿的特效穴位有神阙、肾俞、腰阳关等穴位。神阙就是肚脐眼，是人体生命最隐秘最关键的要害穴窍，刺激该穴，可启动人体胎息，恢复先天真息能。肾俞位于腰部，有补肾气、益精髓之功，刺激该穴可增强肾功能。腰阳关位于腰部，有祛寒除湿、舒筋活络之功，主治腰骶疼痛、月经不调、遗精、阳痿等病症。更多特效穴位及其按摩方法，扫一扫二维码，跟着视频同步学。

● 按摩方法

操作位置	取穴定位	按摩方法
神阙	位于腹中部，脐中央。	用掌根按揉神阙穴，以脐下有温热感为度，手法宜柔和深沉，时间约为5分钟。
肾俞	位于腰部，当第二腰椎棘突下，旁开1.5寸。	以拇指指腹按揉肾俞穴，手法不宜过重，在微感酸胀后，持续按揉2分钟。
腰阳关	位于腰部，当后正中线上，第四腰椎棘突下凹陷中。	用拇指指腹按揉腰阳关穴，以小腹部透热为度。

内分泌及循环系统疾病

POINT ● 内分泌及循环系统疾病是现代社会严重威胁人类健康的主要疾病。在循环系统疾病中，糖尿病、高血脂、高血压等是最常见的病种，随着寿命的延长，生活环境的优化，它们都严重危害人类健康。

第4章

常见病症的按摩方法

◆ 糖尿病

糖尿病是由于血中胰岛素相对不足，导致血糖过高，出现糖尿，进而引起脂肪和蛋白质代谢紊乱的常见的内分泌代谢性疾病。临床上可出现多尿、烦渴、多饮、多食、消瘦等表现，持续高血糖与长期代谢紊乱等症状可导致眼、肾、心血管系统及神经系统的损害及其功能障碍或衰竭。

● 穴位治病原理

治疗糖尿病的特效穴位有脾俞、胃俞、三焦俞、肾俞、阳池、涌泉六个穴位。脾俞可增强脾脏的运化功能，促进消化吸收，减少血液中血糖的数值；胃俞可增强人体后天之本；三焦俞可防治三焦失调；肾俞具有培补肾元的作用，能促进肾脏的血流量，改善血液循环；阳池具有生发阳气、沟通表里的作用，能平衡身体激素分泌；涌泉能益精补肾、滋养五脏六腑，在人体养生、防病、治病、保健等各个方面有着举足轻重的作用。更多特效穴位及其按摩方法，扫一扫二维码，跟着视频同步学。

● 按摩方法

操作位置	取穴定位	按摩方法
脾俞	位于背部，当第十一胸椎棘突下，旁开1.5寸。	将拇指指腹放于脾俞穴上点揉3～5分钟。
胃俞	位于背部，当第十二胸椎棘突下，旁开1.5寸。	用食指点按胃俞穴2～3分钟。
三焦俞	位于腰部，当第一腰椎棘突下，旁开1.5寸。	将手肘根部放于三焦俞穴上，微微用力压揉，以局部有酸胀感为宜。
肾俞	位于腰部，当第二腰椎棘突下，旁开1.5寸。	微握拳放在肾俞上，叩击1～3分钟，力度由轻到重。
阳池	位于腕背横纹中，当指伸肌腱的尺侧缘凹陷处。	将食指、中指合并按在阳池穴上，以顺时针方向揉按50～100次，力度以有酸痛感为宜。
涌泉	位于足底部，蜷足时足前部凹陷处，约当足底二、三趾趾缝纹头端与足跟连线的前三分之一与后三分之二交点上。	用手掌来回搓摩涌泉穴30次。

◆ 高血脂

血脂主要是指血清中的胆固醇和甘油三酯。无论是胆固醇含量增高，还是甘油三酯的含量增高，或是两者皆增高，统称为高脂血症。高血脂可直接引起一些严重危害人体健康的疾病，如脑卒中、冠心病、心肌梗死等。

● 穴位治病原理

治疗高血脂的特效穴位有心俞、风池、环跳、曲池、内关、神门六个穴位。心俞可调理气机，调整脏腑功能；风池具有平肝熄风的作用；环跳可舒经活络；曲池可清热和营、降逆活络；内关具有益气行血、化瘀通络的作用；神门可通经活络。更多特效穴位及其按摩方法，扫一扫二维码，跟着视频同步学。

● 按摩方法

操作位置	取穴定位	按摩方法
心俞	位于背部，当第五胸椎棘突下，旁开1.5寸。	四指合拢做支撑点，以拇指指腹揉按心俞穴3～5分钟。
风池	位于后颈部，后头骨下，与风府齐平，胸锁乳突肌与斜方肌上端之间的凹陷处。	将拇指指尖放于风池穴上，其余四指附于同侧面部，以适当力度揉掐1～2分钟。
环跳	位于股外侧部，侧卧屈股，当股骨大转子最凸点与骶管裂孔连线的外三分之一与中三分之一交点处。	用食指、中指指腹揉按环跳穴，力度略重，以局部有酸胀感为宜。
曲池	位于肘横纹外侧端，屈肘，当尺泽与肱骨外上髁连线中点。	将拇指指尖放于曲池穴上，其余四指附于手臂上，由轻渐重揉按1～2分钟。
内关	位于前臂掌侧，当曲泽与大陵的连线上，腕横纹上2寸，掌长肌腱与桡侧腕屈肌腱之间。	用拇指指尖垂直掐按内关穴，以有特别酸、胀、微痛的感觉为佳，掐按1～3分钟。
神门	位于腕部，腕掌侧横纹尺侧端，尺侧腕屈肌腱的桡侧凹陷处。	用拇指推按神门穴，有酸胀痛感即可，力度可适当加重，以感觉舒适能承受为度。

◆ 痛风

痛风又称"高尿酸血症"，是由于人体体内嘌呤物质新陈代谢发生紊乱，导致尿酸产生过多或排出减少所引起的疾病，属于关节炎的一种。

● 穴位治病原理

治疗痛风的特效穴位有膻中、内关、复溜、昆仑、太冲、命门六个穴位。膻中可活血通络、生津增液；内关止疼效果比较明显，可理气止痛；复溜有补肾滋阴、利水消肿的作用，治水液代谢失常疾病；昆仑可舒经活络；太冲可通调三焦气机、清利下焦；命门可强肾固本。更多特效穴位及其按摩方法，扫一扫二维码，跟着视频同步学。

● 按摩方法

操作位置	取穴定位	按摩方法
膻中	位于胸部，当前正中线上，平第四肋间，两乳头连线的中点。	将食指、中指、无名指并拢，三指指腹放于膻中穴上，顺时针按揉2～3分钟。
内关	位于前臂掌侧，当曲泽与大陵的连线上，腕横纹上2寸，掌长肌腱与桡侧腕屈肌腱之间。	将拇指指腹放于内关穴上，其余四指附于手臂上，力度由轻渐重，揉按3～5分钟，以局部有酸痛感为宜。
复溜	位于小腿内侧，太溪直上2寸，跟腱的前方。	拇指与食指、中指相对成钳形用力，捏住复溜穴，做一收一放的揉捏动作约数十次。
昆仑	位于足部外踝后方，当外踝尖与跟腱之间的凹陷处。	用拇指、食指、中指相对成钳形，用力捏揉昆仑穴5分钟。
太冲	位于足背侧，当第一跖骨间隙的后方凹陷处。	用拇指指腹掐按太冲穴1分钟。
命门	位于腰部，当后正中线上，第二腰椎棘突下凹陷中。	双掌相叠揉按命门穴5分钟，操作时按压的力量要由轻而重，使患部有一定压迫感后，持续一段时间，再慢慢放松。

◆ 肥胖症

肥胖是指一定程度的明显超重与脂肪层过厚，是体内脂肪尤其是甘油三酯积聚过多而导致的一种状态。肥胖严重者容易引起血压高、心血管病、肝脏病变、肿瘤、睡眠呼吸暂停等一系列的问题。本症状是由于食物摄入过多或机体代谢改变而导致体内脂肪积聚过多，造成体重过度增长。

● 穴位治病原理

治疗肥胖症的特效穴位有中脘、足三里、丰隆等穴位。中脘为胃经募穴，主治消化系统疾病。足三里有燥化脾湿、生发胃气的作用，主治胃肠病证。丰隆具有调和胃气、祛湿化痰、通经活络、消食导滞、消脂等作用。更多特效穴位及其按摩方法，扫一扫二维码，跟着视频同步学。

● 按摩方法

操作位置	取穴定位	按摩方法
中脘	位于上腹部，前正中线上，当脐中上4寸。	将食指、中指、无名指紧并，环形揉按中脘穴，力度适中，揉按3～5分钟。
足三里	位于小腿前外侧，当犊鼻下3寸，距胫骨前缘一横指（中指）。	将拇指指腹放于足三里穴上，其余四指附于小腿腹，力度微重，以局部有酸胀感为宜。
丰隆	位于小腿前外侧，当外踝尖上8寸，条口外，距胫骨前缘二横指（中指）。	用拇指指腹揉按丰隆穴，力度适中，揉按5分钟。

妇产科疾病

POINT ● 妇科疾病是女性生殖系统常见病的统称，主要的妇科病包括外阴疾病、阴道疾病、子宫疾病、输卵管疾病、卵巢疾病等，妇科病是女性常见病和多发病。

◆ 月经不调

月经是机体由于受垂体前叶及卵巢内分泌激素的调节而呈现的有规律的周期性子宫内膜脱落现象。月经不调是指月经的周期、经色、经量、经质发生了改变。如垂体前叶或卵巢功能异常，就会发生月经不调。中医认为本病多由肾虚而致冲任功能失调，或肝不藏血、脾虚不能生血等而致本病的发生。

● 穴位治病原理

治疗月经不调的特效穴位有命门、八髎、气海、阴包、血海、足三里、阴陵泉七个穴位。八髎可调经活血、理气止痛；气海有培补元气、固益肾精的作用；阴包有止痛、调经的作用；血海有调经统血、健脾化湿的作用；足三里可扶正培元、通经活络，是所有穴位中最具养生保健价值的穴位之一；阴陵泉具有益肾调经的作用。更多特效穴位及其按摩方法，扫一扫二维码，跟着视频同步学。

● 按摩方法

操作位置	取穴定位	按摩方法
八髎	位于骶椎，又分上髎、次髎、中髎和下髎，左右共8个穴位，分别在第一、第二、第三、第四骶后孔中，合称"八髎"。	双掌相叠揉按八髎穴5分钟，操作时按压的力量要由轻而重，使患部有一定压迫感后，持续一段时间，再慢慢放松。
气海	位于下腹部，前正中线上，当脐中下1.5寸。	以气海穴为圆心，单掌以顺时针方向环形摩腹10分钟。
阴包	位于大腿内侧，当股骨上髁上4寸，股内肌与缝匠肌之间。	拇指与食指、中指相对成钳形，用力捏住阴包穴，做一收一放的揉捏动作5分钟。
血海	屈膝，位于大腿内侧，髌底内侧端上2寸，当股四头肌内侧头的隆起处。	拇指与食指、中指相对成钳形，用力捏住血海穴，做一收一放的揉捏动作5分钟。
足三里	位于小腿前外侧，当犊鼻下3寸，距胫骨前缘一横指（中指）。	用拇指指腹揉按足三里穴1~3分钟，以皮肤潮红发热为度。
阴陵泉	位于小腿内侧，当胫骨内侧髁后下方凹陷处。	用拇指指腹揉按阴陵泉穴1~3分钟，以皮肤潮红发热为度。

◆ 痛经

　　痛经又称"月经痛"，是指妇女在月经前后或经期，出现下腹部或腰骶部剧烈疼痛，严重时伴有恶心、呕吐、腹泻，甚则昏厥。其发病原因常与精神因素、内分泌及生殖系统局部病变有关。中医认为本病多因情志郁结，或经期受寒饮冷，以致经血滞于胞宫，或体质素弱，胞脉失养引起疼痛。

● 穴位治病原理

　　治疗痛经的特效穴位有气海、关元、肾俞、八髎等穴位。关元有补肾培元、温阳固脱的作用，主治肾虚气喘、尿频、月经不调、痛经、经闭、带下、腹痛等症。肾俞是肾的背腧穴，有主治遗尿、遗精、月经不调、痛经、带下等生殖泌尿疾患。八髎穴对人体下半身的疾病，有很好的治疗和预防作用，特别是泌尿生殖系统方面的问题。更多特效穴位及其按摩方法，扫一扫二维码，跟着视频同步学。

● 按摩方法

操作位置	取穴定位	按摩方法
关元	位于下腹部，前正中线上，当脐中下3寸。	用手指指腹紧贴在关元穴上，以顺时针的方向揉动2分钟。
肾俞	位于腰部，当第二腰椎棘突下，旁开1.5寸。	用手掌在肾俞穴上用力向下按压2分钟。操作时按压的力量要由轻至重，使患部有一定压迫感后，持续一段时间，再慢慢放松。
八髎	位于骶椎，又分上髎、次髎、中髎和下髎，左右共8个穴位，分别在第一、第二、第三、第四骶后孔中，合称"八髎"。	用手掌在骶部八髎穴来回摩擦，以透热为度，一个来回为1次，以每秒2～4次的频率，摩擦2分钟。

◆ 慢性盆腔炎

　　慢性盆腔炎指的是女性内生殖器官、周围结缔组织及盆腔腹膜发生慢性炎症，反复发作，经久不愈。常因为急性炎症治疗不彻底或因患者体质差，病情复发所致。临床表现主要有下腹坠痛或腰骶部酸痛拒按，伴有低热、白带多、月经多、不孕等。此症较顽固，当机体抵抗力下降时可诱发急性发作。

● 穴位治病原理

　　治疗慢性盆腔炎的特效穴位有肾俞、气海、三阴交等穴位。肾俞位于腰背部，有强壮肾气、增强肾功能的作用，主治腰痛、生殖泌尿疾患。气海在下腹部，有利下焦、补元气、行气散滞的作用，主治阳痿、遗精、闭经、崩漏、带下等生殖泌尿系统疾病。三阴交在小腿内侧，有调补肝肾、行气活血、疏经通络等的作用，主治月经不调、带下、滞产等妇产科病证。更多特效穴位及其按摩方法，扫一扫二维码，跟着视频同步学。

- 按摩方法

操作位置	取穴定位	按摩方法
肾俞	位于腰部，当第二腰椎棘突下，旁开1.5寸。	将拇指指腹按在肾俞穴上，其余四指附在腰部，揉按1分钟。
气海	位于下腹部，前正中线上，当脐中下1.5寸。	用手掌掌心轻揉气海穴2分钟，以腹部有温热感为度。
三阴交	位于小腿内侧，当足内踝尖上3寸，胫骨内侧缘后方。	将拇指指腹放在三阴交穴上，适当用力揉按1分钟，双下肢交替进行。

◆ 产后缺乳

产后缺乳是指产后乳汁分泌量少，不能满足婴儿的需要的一种症状。乳汁的分泌与乳母的精神、情绪和营养状况、休息都是有关联的。中医认为本病多因素体虚弱或产期失血过多，以致气血亏虚，乳汁化源不足，或情志失调，气机不畅，乳汁壅滞不行所致。

- 穴位治病原理

治疗产后缺乳的特效穴位有乳根、膻中、少泽等穴位。乳根位于乳房下方，有燥化脾湿的作用，主治气喘、胸痛、少乳、乳痈、乳腺炎等症。膻中位于两乳头连线的中点，有利上焦、宽胸膈、降气通络的作用，主治气喘、噎膈、胸痛、乳汁少、心悸、心烦、咳嗽等症。少泽位于手指，有开窍泄热、利咽通乳的作用，主治乳痈、乳汁少等乳疾。更多特效穴位及其按摩方法，扫一扫二维码，跟着视频同步学。

- 按摩方法

操作位置	取穴定位	按摩方法
乳根	位于胸部，当乳头直下，乳房根部，第五肋间隙，距前正中线4寸。	将食指、中指点在乳根穴的穴位中心，以顺时针的方向揉按1分钟，由轻到重再至轻。
膻中	位于胸部，当前正中线上，平第四肋间，两乳头连线的中点。	用拇指指腹点在膻中穴上，以顺时针的方向揉按2分钟，再以逆时针的方向揉按2分钟。
少泽	位于手小指末节尺侧，距指甲角0.1寸（指寸）。	用拇指和食指、中指相对，挟提少泽穴，交替捻动1分钟，每天1次。

骨伤科疾病

 POINT
● 人体的运动是以骨骼为支架、关节为支点、肌肉运动为动力，并在神经系统的支配下完成的。骨与关节的结构与功能受损时，会存在不同程度的肢体功能障碍，且卧床治疗时间较长，因此应多多注意骨伤科疾病预防与治疗。

◆ 颈椎病

颈椎病多因颈椎骨、椎间盘及其周围纤维结构损害，致使颈椎间隙变窄、关节囊松弛、平衡失调所致。主要临床表现为头、颈、肩、臂、上胸背疼痛或麻木、酸沉、放射性痛、头晕、无力，上肢及手感觉明显减退，部分患者有明显的肌肉萎缩。中医认为本病多因督脉受损、经络闭阻或气血不足所致。

● 穴位治病原理

治疗颈椎病的特效穴位有肩井、大椎、陶道、阿是穴、天宗、列缺六个穴位。肩井有舒经活络、理气止痛的作用，能改善颈肩部血液循环；大椎有祛风散寒的作用；陶道可舒经活络；天宗可舒经活络、理气消肿，放松颈肩部的肌肉，使肩颈部活动自如；中医有"头项寻列缺"之说，列缺可治疗头疼、落枕、颈椎病等头疾。更多特效穴位及其按摩方法，扫一扫二维码，跟着视频同步学。

● 按摩方法

操作位置	取穴定位	按摩方法
肩井	位于肩上，前直乳中，当大椎与肩峰端连线的中点上。	将拇指、食指、中指指腹放于肩井穴上捏揉3分钟。
大椎	位于后正中线上，第七颈椎棘突下凹陷处。	将中指指腹放于大椎穴上，中指用力按揉3～5分钟。
陶道	位于背部，当后正中线上，第一胸椎棘突下凹陷中。	将中指指腹放于陶道穴上，中指用力按揉3～5分钟。
阿是穴	无固定位置，以病痛局部或与病痛有关的压痛点为腧穴。	揉按阿是穴病痛局部或压痛点3分钟。
天宗	位于肩胛部，当冈下窝中央凹陷处，与第四胸椎相平。	用手指指尖垂直掐按天宗穴，力度略重，以有酸胀感为宜，掐按1～3分钟。
列缺	位于前臂桡侧缘，桡骨茎突上方，腕横纹上1.5寸，当肱桡肌与拇长展肌腱之间。	用拇指指腹按压列缺穴，揉按1分钟，以皮肤潮红发热为佳。

◆ 肩周炎

肩周炎是肩部关节囊和关节周围软组织的一种退行性、炎症性慢性疾患。主要临床表现为患肢肩关节疼痛，昼轻夜重，活动受限，日久肩关节肌肉可出现废用性萎缩。中医认为本病多由气血不足，营卫不固，风、寒、湿之邪侵袭肩部经络，致使筋脉收引，气血运行不畅所致；或因外伤劳损、经脉滞涩所致。

● 穴位治病原理

治疗肩周炎的特效穴位有缺盆、云门、手五里、肩髃、肩井、天宗六个穴位。缺盆、云门可放松颈肩部；手五里有理气散结、舒筋活络的作用；肩髃有通经活络的作用；肩井有舒筋活络、理气止痛的作用，能改善颈肩部血液循环；天宗可舒筋活络、理气消肿，放松颈肩部的肌肉，使肩颈部活动自如。更多特效穴位及其按摩方法，扫一扫二维码，跟着视频同步学。

● 按摩方法

操作位置	取穴定位	按摩方法
缺盆	位于锁骨上窝中央，距前正中线4寸。	食指、中指紧并，放于缺盆穴上揉按2分钟。
云门	位于胸前壁的外上方，肩胛骨喙突上方，锁骨下窝凹陷处，距前正中线6寸。	食指、中指、无名指紧并，放于云门穴上揉按，以局部酸胀为宜。
手五里	位于臂外侧，当曲池与肩髃连线上，曲池上3寸。	将拇指指腹放于手五里穴上揉按，其余四指附于手臂上，以局部酸胀为宜。
肩髃	位于臂外侧，三角肌上，臂外展，或向前平伸时，当肩峰前下方向凹陷处。	将拇指指腹放于肩髃穴上揉按，其余四指附于手臂上，以局部酸胀为宜。
肩井	位于肩上，前直乳中，当大椎与肩峰端连线的中点上。	拇指、食指、中指指腹放于肩井穴上捏揉3分钟。
天宗	位于肩胛部，当岗下窝中央凹陷处，与第四胸椎相平。	将拇指指腹放于天宗穴上，其余四指握拳，用力揉按3分钟。

◆ 腰酸背痛

腰酸背痛是指脊柱骨关节及其周围软组织等劳损的一种症状，常用以形容劳累过度。日间劳累加重，休息后可减轻，日积月累，可使肌纤维变性，甚则少量撕裂，形成疤痕或纤维索条或粘连，遗留长期慢性腰背痛。中医认为本病因寒湿、湿热、气滞血瘀、肾亏体虚或跌仆外伤所致。

● 穴位治病原理

治疗腰酸背痛的特效穴位有肾俞、腰阳关、大肠俞、八髎等穴位。肾俞穴位于腰部，是补益肾气的要穴。腰阳关补调阳气，是治疗腰痛的经验穴。八髎穴疏通局部气血止痛。更多特效穴位及其按摩方法，扫一扫二维码，跟着视频同步学。

● 按摩方法

操作位置	取穴定位	按摩方法
肾俞	位于腰部，当第二腰椎棘突下，旁开1.5寸。	将食指、中指紧并，放于肾俞穴上点揉3～5分钟。
腰阳关	位于腰部，当后正中线上，第四腰椎棘突下凹陷中。	将中指指腹放于腰阳关穴上，中指用力按揉2～3分钟。
八髎	位于骶椎，又分上髎、次髎、中髎和下髎，左右共8个穴位，分别在第一、第二、第三、第四骶后孔中，合称"八髎"。	将手掌放于八髎穴上，用力搓揉3～5分钟。

◈ 鼠标手

鼠标手即"腕管综合症"，是指人体的正中神经和进入手部的血管，在腕管处受到压迫所产生的症状，主要会导致腕部、手掌面、手指出现麻、痛、无力感，腕部肌肉或关节麻痹、肿胀、呈刺痛或烧灼样痛、痉挛；严重者会出现肩部或颈部的不适，手腕、前臂疲劳酸胀，导致手部肌肉萎缩、瘫痪，出现这种情况要及时就医。

● 穴位治病原理

治疗鼠标手的特效穴位有手三里、肘髎、合谷等穴位。手三里穴有疏经通络、消肿止痛的作用。肘髎穴有通经活络、舒筋利节的作用，主治肘臂部疼痛、麻木、挛急等局部病症。合谷穴有镇静止痛、通经活络的作用。更多特效穴位及其按摩方法，扫一扫二维码，跟着视频同步学。

● 按摩方法

操作位置	取穴定位	按摩方法
手三里	位于前臂背面桡侧，当阳溪与曲池连线上，肘横纹下2寸。	用拇指指腹揉按手三里穴，其余四指附在穴位对侧，适当用力揉按60～100次。
肘髎	位于臂外侧，屈肘，曲池上方1寸，当肱骨边缘处。	将拇指指腹放于肘髎穴上，其余四指附于手臂上，用力压揉，以局部有酸胀痛感为宜。
合谷	位于手背，第一、二掌骨间，当第二掌骨桡侧的中点处。	将拇指指尖放于合谷穴上，其食指顶于掌面，由轻渐重掐压3分钟。

◈ 落枕

落枕多因睡卧时体位不当，造成颈部肌肉损伤，或颈部感受风寒，或外伤，致使经络不通、气血凝滞、筋脉拘急而成。临床主要表现为颈项部强直酸痛不适，不能转动自如，并向一侧歪斜，甚则疼痛牵引患侧肩背及上肢。中医治疗落枕的方法很多，推拿、针灸、热敷等均有良好的效果，尤以推拿法为佳。

● 穴位治病原理

治疗落枕的特效穴位有风池、天柱、落枕等穴位。风池穴有壮阳益气的作用，按摩风池穴，能够放松颈部肌肉、缓解头痛和紧张。天柱穴是治疗头部、颈部、脊椎以及神经类疾病的中医首选穴之一。按摩天柱穴有主舒缓僵硬的肌肉，改善不适。落枕穴位于人体的手背上，它是治疗睡觉时落枕的特效穴道。更多特效穴位及其按摩方法，扫一扫二维码，跟着视频同步学。

● 按摩方法

操作位置	取穴定位	按摩方法
风池	位于项部，当枕骨之下，与风府相平，胸锁乳突肌与斜方肌上端之间的凹陷处。	用拇指和食指相对成钳形拿捏风池穴30次，操作时以拇指和食指、掌腕部及前臂的力量，以每秒钟1～2次的频率有节奏地一点一提（稍松指）。
天柱	位于项部，大筋（斜方肌）外缘之后发际凹陷中，约当后发际正中旁开1.3寸。	用拇指、食指、中指捏揉天柱穴，以局部有酸胀感为宜。
落枕	位于手背侧，当第二、第三掌骨间，指掌关节后约0.5寸处。	将拇指放于手背上食指和中指的掌骨间的落枕穴上揉按，以局部有酸胀感为宜。

五官科疾病

● 五官科疾病是指眼科、口腔科、耳鼻喉科等的常见病，它已经严重影响到了我们日常的正常生活，对我们人体有很大的伤害。

◆ 鼻炎

鼻炎是五官科最常见的疾病之一，一般可分为急性鼻炎及过敏性鼻炎等。急性鼻炎多为急性呼吸道感染的一个并发症，以鼻塞、流涕、打喷嚏为主要症状。过敏性鼻炎又名变态反应性鼻炎，是以鼻黏膜潮湿水肿、黏液腺增生、上皮下嗜酸细胞浸润为特征的一种异常反应。

● 穴位治病原理

治疗鼻炎的特效穴位有中府、迎香、肺俞等穴位。

● 按摩方法

操作位置	取穴定位	按摩方法
中府	位于胸前壁的外上方，云门下1寸，平第一肋间隙，距前正中线6寸。	用拇指在中府穴上用力向下按压，力度由轻至重，持续一段时间，再慢慢放松，按压1分钟。
迎香	位于鼻翼外缘中点旁，当鼻唇沟中。	轻轻点按迎香穴，以顺时针方向做回旋动作1分钟。
肺俞	位于背部，当第三胸椎棘突下，旁开1.5寸。	单手握拳点按在肺俞穴上，以顺时针的方向揉按1分钟。

◆ 牙痛

牙痛又称齿痛，是一种常见的口腔科疾病。主要是牙齿本身、牙周组织及颌骨的疾病等引起。临床主要表现为牙齿疼痛、龋齿、牙龈肿胀、龈肉萎缩、牙齿松动、牙龈出血等，遇冷、热、酸、甜等刺激，则疼痛加重。中医认为牙痛是由于外感风邪、胃火炽盛、肾虚火旺、虫蚀牙齿等原因所致。

● 穴位治病原理

治疗牙痛的特效穴位有颊车、合谷、牙痛等穴位。

- 按摩方法

操作位置	取穴定位	按摩方法
颊车	位于面颊部，下颌角前上方约一横指（中指），当咀嚼时咬肌隆起，按之凹陷处。	将拇指指腹放于同侧面部颊车穴上，适当用力，由轻渐重按压1分钟。
合谷	位于手背，第一、二掌骨间，当第二掌骨桡侧的中点处。	将拇指指尖按于合谷穴上，其余四指置于掌心，适当用力，由轻渐重掐压1分钟。
牙痛	位于手掌侧面，当第三、四掌指关节间之中点处。	用拇指指尖放在对侧牙痛穴上，适当用力掐压1分钟。

◈ 急性结膜炎

急性结膜炎是眼科常见病之一，由细菌或病毒感染而成。本病临床主要表现为畏光，流泪，异物感，显著的结膜充血和有黏液性或脓性分泌物等。本病多发于春夏秋季，且起病急，具有传染性或流行性。中医学认为，本病多由外感风热邪毒、时行疠气所致，或肺胃积热，或肝胆火盛，循经上扰而成。

- 穴位治病原理

治疗急性结膜炎的特效穴位有肝俞、风池、合谷等穴位。

- 按摩方法

操作位置	取穴定位	按摩方法
肝俞	位于背部，当第九胸椎棘突下，旁开1.5寸。	用拇指指腹点按肝俞穴2～3分钟。
风池	位于项部，当枕骨之下，与风府相平，胸锁乳突肌与斜方肌上端之间的凹陷处。	拇指和食指相对如钳形，拿捏风池穴30次，操作时以拇指、食指、掌腕部及前臂的力量，以每秒钟1～2次的频率有节奏地一点一提。
合谷	位于手背，第一、二掌骨间，当第二掌骨桡侧的中点处。	用拇指和食指两指相对置于合谷穴处，用扣掐法扣掐合谷穴5～7次。